W0233397

DIE KLEINE
LAUF-DIÄT

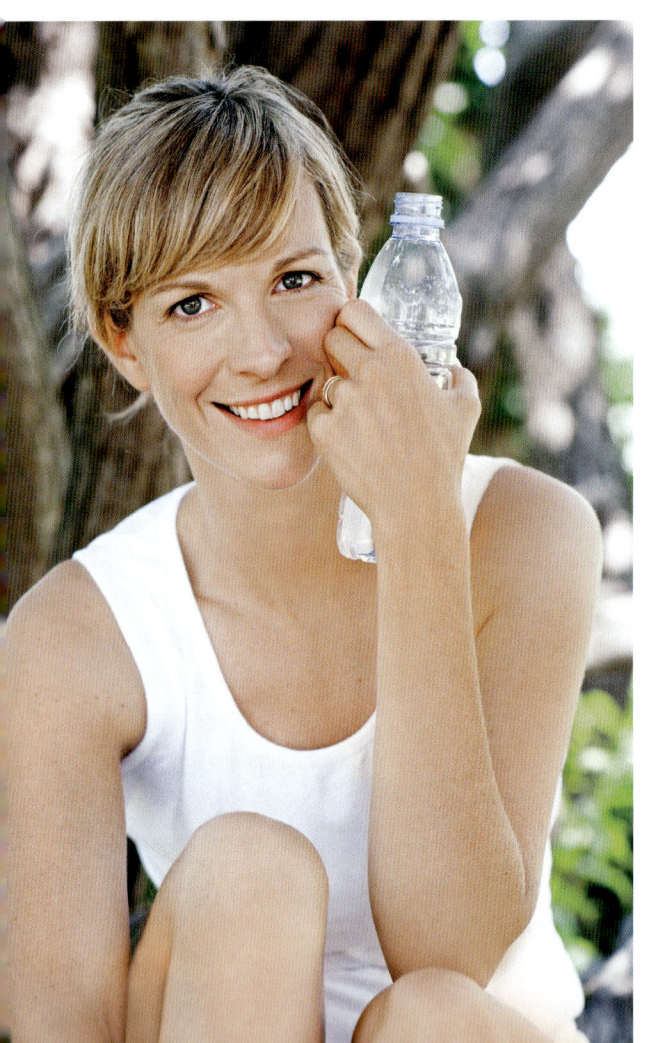

Herbert Steffny
Wolfgang Feil

DIE KLEINE
LAUF-DIÄT

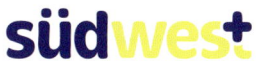

Inhalt

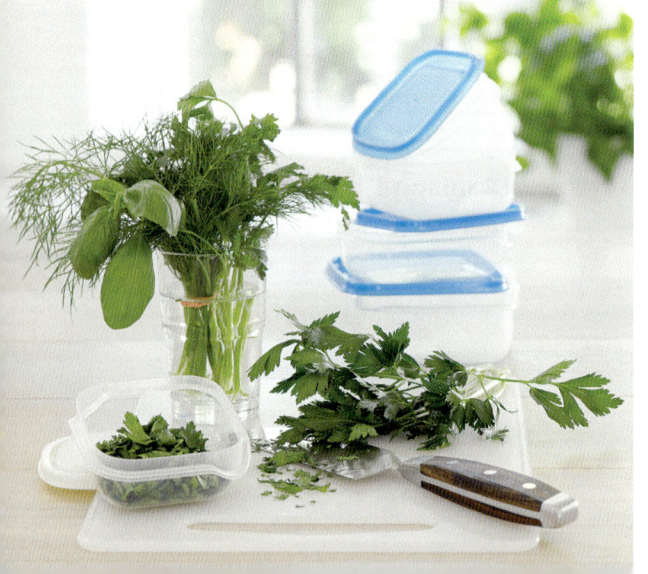

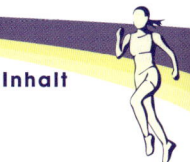

Damit es besser läuft

Mit der Laufdiät kombinieren wir alle Möglichkeiten, wie Sie zu mehr Vitalität kommen und dauerhaft schlank werden können. Erfolgsrezepte sind stoffwechselaktivierende Ernährungs- und Bewegungspläne – mit viel Freude ganz leicht umzusetzen. Sie bekommen also einen klaren Rahmen an die Hand, bei dem kaum etwas dem Zufall überlassen ist. Freuen Sie sich jetzt schon auf Ihren Erfolg!

Eine Laufdiät? Oh Schreck! Klingt das denn nicht gleich doppelt abschreckend-asketisch? Laufen, um Gottes willen! Da kommt bei vielen der 1000-Meter-Lauf, ein traumatisches Erlebnis aus der Schulzeit, wieder hoch. Sport ist Mord, und dazu gibt es dann wohl noch Magerkost? Gesund vielleicht schon, aber fad. Das soll die Lösung für die überflüssigen Pfunde sein? Jawohl, und zwar für immer! Allerdings ist unser Weg viel lustvoller, als Sie vielleicht denken.

Schlank mit Spaß

Es geht um sanfte Bewegung in Kombination mit vitalstoffreicher Ernährungsoptimierung. Sie werden sehen, dass Sie sich bei der stoffwechselaktivierenden Bewegung und Ernährung weder quälen noch auf Genuss verzichten müssen. Im Gegenteil, Sie werden sogar Spaß daran finden und nebenbei weitaus mehr bekommen, als Sie gedacht haben. Wir wollen nämlich nicht nur, dass Sie erfolgreich und nachhaltig abnehmen, sondern auch, dass Sie mit mehr Lebensqualität gesünder und leistungsfähiger werden!

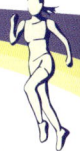

Diätlust statt -frust

Eines ist klar: Es wird sich nichts ändern, wenn Sie sich nicht verändern! Wir helfen Ihnen und bringen Licht ins Dunkel. Aus der Sicht der jahrzehntelangen Berufspraxis zweier Biologen, eines erfahrenen Lauftrainers und eines Nährstoffspezialisten, erfahren Sie in diesem Buch, wie durch eine umfassende Stoffwechseloffensive Ihre Körperzellen richtig aufblühen und zu voller Vitalität finden. Wir zeigen Ihnen, welche Lebensmittel die hormonellen Kreisläufe wieder in Schwung bringen, was Sie essen können, damit Ihr inneres Feuer richtig lodert, und wie Sie mit viel Spaß an Bewegung Ihren »inneren Ofen« am Glühen halten. Durch diese Stoffwechseloffensive gehen im ersten Monat quasi nebenbei sechs Pfund, im zweiten Monat sogar sieben Pfund weg – und sie funktioniert ohne frustrierendes Kalorienzählen, bringt Lust ins Leben. Kleinere Sünden sind erlaubt, gewollt und eingerechnet. Durch den erhöhten Stoffwechsel können Sie sich die ohne schlechtes Gewissen sogar leisten.

Spielen Sie die Joker aus

Sie lernen in diesem Buch die wichtigsten Stoffwechseljoker kennen, die wir in einen ausgeklügelten Trainings- und Ernährungsplan eingearbeitet haben. Durch einfache, schnelle und aktivierende Rezepte können Sie sich sofort auf den leckeren Erfolgsweg begeben. Die Laufdiät nach Herbert Steffny und Dr. Wolfgang Feil wird nicht nur für Sie zum Erfolg führen, sondern beschreibt eine hochwertige und damit ideale Versorgung auch für die ganze Familie.
Wir freuen uns, Sie auf Ihrer Stoffwechseloffensive auf dem Weg zum Gourmetläufer begleiten zu dürfen!

Das Jokersystem

Erfolgreiches Gewichts- und Vitalitätsmanagement braucht viele Trümpfe und Joker. Sie sind geradezu garantiert auf der figurtechnischen Gewinnerseite, wenn Sie durch möglichst viele Joker Ihren Bestand an Trümpfen deutlich ausbauen. Mit den Jokern aus der Laufdiät macht es Ihnen Spaß, laufend vitaler zu werden. Ganz nebenbei werden Sie immer mehr Ihrer Pfunde los.

Gesunde, junge Menschen haben einen agilen Stoffwechsel: Die körpereigene Hormonproduktion läuft auf vollen Touren, und man fühlt sich fit und energiereich. Schon ab dem Alter von 35 produziert der Körper jedoch immer weniger von diesen fit machenden Hormonen.
Ohne Gegensteuerung gelangen Sie in die Stoffwechselfalle: Ihre hormonellen Regelkreise laufen verlangsamt ab – mit der Folge, dass sich mehr Fett anlagert und die Muskulatur weniger wird. Wenn jetzt nicht gegengesteuert wird, steigt das Körpergewicht jedes Jahr stetig an.

So klappt's!

Mit diesem Buch bekommen Sie diejenigen Steuerungselemente an die Hand, mit denen Sie Ihren Stoffwechsel wieder flottkriegen, sodass die Fetteinlagerungen verschwinden und Sie dafür wieder Muskulatur aufbauen. Diese Steuerungselemente sind Ihre sieben Stoffwechseljoker. Wenn Sie alle diese Joker ausspielen, werden Sie der fatalen Stoffwechselfalle dauerhaft entrinnen.

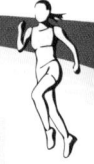

Die sieben Stoffwechseljoker
im Überblick

Ernährungsjoker

Vitalstoffjoker

Thermogenesejoker   Hormonjoker

Stoffwechseloffensive

Motivationsjoker   Wissensjoker

Realisierungsjoker   Bewegungs- und
                                            Muskelaufbaujoker

*Mit den sieben Jokern der Laufdiät für erfolgreiches Gewichts-
und Vitalitätsmanagement macht es einfach Spaß, laufend
vitaler zu werden. Und außerdem werden Sie sozusagen nebenbei ungeliebte Pfunde los!*

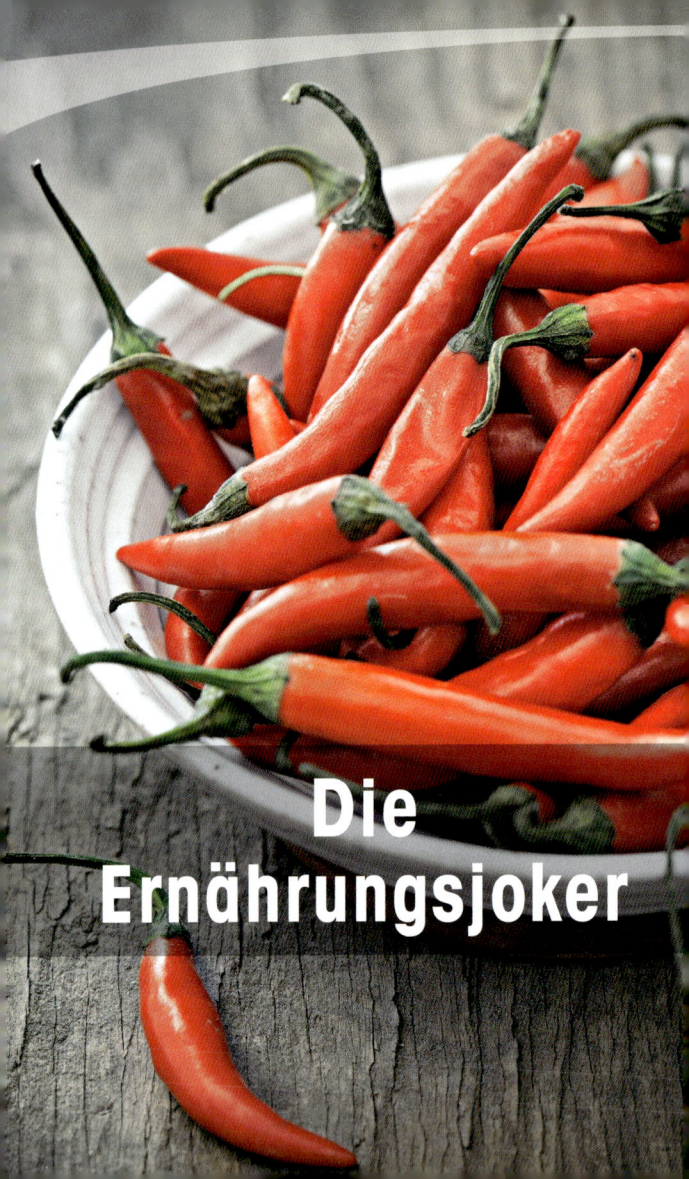

Die
Ernährungsjoker

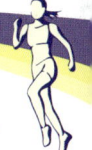

Der Thermogenesejoker

Jedes Lebensmittel liefert dem Körper Energie. Einen Teil verbraucht der Körper sofort für die Verarbeitung dieses Lebensmittels im Darm, für den Transport der aufgespaltenen Nährstoffe und zur Speicherung im Körper. Dieser Energieaufwand liegt im Durchschnitt bei ungefähr 10 % der täglichen Energieaufnahme. Die Ernährungswissenschaft spricht bei diesem Energieverbrauch durch die Nahrungsverarbeitung von Thermogenese, da diese Energie in Form von Wärme abgeleitet wird.

Mit Scharfem den inneren Ofen anfeuern

Sie haben diesen Thermogeneseeffekt sicher auch schon gespürt, wenn Sie z. B. beim Chinesen oder beim Inder eine scharfe Speise gegessen haben. Da wird es Ihnen warm, ohne dass Sie sich bewegen, Sie haben Ihr inneres Feuer gezündet, und der Kalorienzähler läuft. Stark belebend auf das innere Stoffwechselfeuer wirken Gewürze, frische Kräuter und Keimlinge.

Bei der Stoffwechseloffensive heizen Sie Ihren inneren Ofen richtig an; nebenbei kräftigen Sie auch Ihr Immunsystem, Ihr Herz und Ihre Blutgefäße.

Damit Sie sich langsam an die pikantere Note in Ihren Speisen gewöhnen, sollten Sie Ihren Speiseplan im Bereich der Gewürze aufsteigend gestalten: Jede Woche legen Sie also ein zusätzliches Scheitchen für Ihren inneren Ofen nach.

Auf Pfeffer und Chili setzen

In der ayurvedischen Medizin wurde Pfeffer traditionell eingesetzt, um schlechte Bakterien in Lebensmitteln fernzuhalten oder abzutöten. Wir setzen Pfeffer in der Stoffwechseloffensive verstärkt ein, da er auf den Kreislauf anregend wirkt und die Durchblutung der Schleimhäute fördert. Pfeffer hat jedoch bei extrem hoher Dosierung einen Nachteil: Bei ca. 1,5 Gramm bzw. einem halben Teelöffel pro Mahlzeit wirkt Pfeffer stark reizend auf die Magenschleimhaut. Daher sollte Pfeffer möglichst regelmäßig bei jeder Mahlzeit, aber moderat zugeführt werden.

Kaum zu glauben, aber wahr: Schützend für die Schleimhäute wirkt Chili. Da Chili ebenfalls Ihre Fettverbrennung erhöht und gleichzeitig einen Schutzfaktor für die Schleimhäute (und damit auch für den Magen) bereitstellt, kombinieren wir bei der Stoffwechseloffensive immer den Pfeffer mit ausreichend Chili. Die Liste der positiven Effekte von Chili ist noch länger: Es konnte nachgewiesen werden, dass Chili glücklich macht, indem die Endorphinproduktion im Gehirn angekurbelt wird.

Aus all diesen Gründen sollten Sie künftig auf Chili und Pfeffer bei keiner Mahlzeit mehr ver-

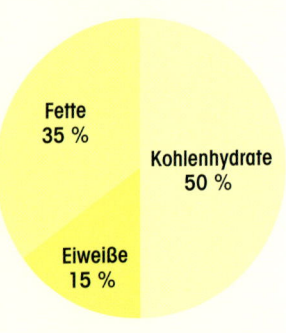

Der richtige Essensmix

Fette
35 %

Kohlenhydrate
50 %

Eiweiße
15 %

Die Stoffwechseloffensive umfasst anfänglich 50 % Kohlenhydrate – dieser Anteil wird im Laufe der Zeit gesenkt.

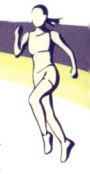

zichten. Selbst für den Nachtisch- und Süßspeisenbereich haben wir für Sie Rezepte mit Chili und Pfeffer zusammengestellt.

Ingwer, Kurkuma und Zimt neu entdecken

Diese Gewürze werden in der traditionellen östlichen Medizin schon über mehrere tausend Jahre hinweg angewendet. Auch sie beschleunigen den Stoffwechsel und erhöhen dadurch den Fettabbau. Wir setzen Ingwer, Kurkuma und Zimt verstärkt auch deshalb ein, da diese drei Gewürze Ihre Gelenke zusätzlich vor vorzeitigem Abbau schützen und Ihr Immunsystem kräftigen.

Ingwer sollte immer als Wurzel gekauft werden – wählen Sie glatte, unverschrumpelte Ingwerteile aus, da diese frischer sind. Zimt und Kurkuma verwenden wir als Pulver.

In unserer westlichen Küche bislang kaum bekannt ist Kurkuma. Wir haben Kurkuma in unsere stoffwechselaktivierenden Rezepte eingearbeitet, da wissenschaftliche Untersuchungen zeigten, dass Kurkuma die Cholesterinwerte senkt, vor der Alzheimerkrankheit schützt und sogar bestehende Alzheimerplaques im Gehirn zurückbilden kann.

Scharfe Helfer – Meerrettich, Senf, Knoblauch und Zwiebel

Auch Meerrettich, Senf, Knoblauch und Zwiebel unterstützen Sie darin, dass Ihr Feuer über den Tag entfacht bleibt. Das Gemeinsame dieser Lebensmittel sind deren schwefelhaltige Inhaltsstoffe, wie z. B. das Alliin oder die Isothiozyanate. Die vor Krebs schützende Wirkungsweise dieser Stoffe wurde mehrfach belegt.

Frische Kräuter – da lodert das Feuer auf

Frische Kräuter geben Ihren Speisen die richtige Würze und kurbeln den Stoffwechsel lang anhaltend an. Außerdem wecken sie die Lebensgeister und kräftigen Ihr Immunsystem. Es gibt keine Lebensmittel, die pro Gramm eine ähnlich hohe Nährstoffdichte haben. Deshalb setzen wir überall dort frische Kräuter ein, wo es möglich ist.

Die Kräuter werden dabei nicht gekocht, sondern immer erst beim Anrichten über die Gerichte gestreut oder kalt verarbeitet. Auch in Saucen kommen die frischen Kräuter erst unmittelbar vor dem Servieren.

Stoffwechselaktivatoren Keimlinge

Lassen Sie Samen und Getreidekörner zum Wohle Ihrer Vitalität keimen. Durch den Keimvorgang erhöhen sich die Vitamingehalte der Samen- und Getreidekörner um mehrere 100 %. Ebenso werden durch die Keimung sekundäre Pflanzenstoffe gebildet, die auch krebsschützend wirken; außerdem werden durch die Keimung entzündungsfördernde Lektine abgebaut. Dadurch leisten Keimlinge einen beträchtlichen Beitrag zu Ihrer Stoffwechselaktivierung.

Zur Keimung geeignet sind verschiedene Getreide (beispielsweise Weizen, Dinkel, Hirse), Hülsenfrüchte (grüne Erbsen, Kichererbsen, Mungbohnen und Linsen), spezielle Keimsaaten (Rettich, Radieschen, Bockshornklee, Brokkoli und Alfalfa) oder Samen (Sonnenblumenkerne, Kürbiskerne, Sesam).

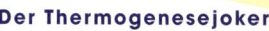
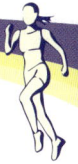

Nachgewiesene Wirkungen von Gewürzen und Kräutern

	Aktivierend, fettverbrennend	Cholesterinsenkend, zell-schützend*, blutverdünnend**	Gelenkschützend, entzündungsabbauend	Stabilisierend für das Immunsystem***	Sonstige Wirkungen
Chili	x	x	x	x	Schutz vor Magengeschwüren
Pfeffer	x	x	x	x	Schutz vor anderen Bakterien, gut gegen Blähungen; erhöhte Verwertung von Vitaminen, Mineralien, Spurenelementen und Pflanzenwirkstoffen
Ingwer	x	x	x	x	Gut gegen Blähungen
Kurkuma	x	x	x	x	Schutz vor der Alzheimerkrankheit
Zimt	x	x	x		Schutz vor Candida (Hefepilze C), Schutz vor Helicobacter pylori, gut bei Diabetes mellitus
Schnitt-lauch	x	x	x	x	Schutz vor Candida (Hefepilze C), Helicobacter pylori und Staphylococcus aureus
Petersilie	x	x	x	x	–
Basilikum	x	x	x	x	Schutz vor Staphylococcus aureus
Oregano	x	x	x	x	–
Rosmarin	x	x	x	x	Gehirnaktivierend, entgiftend
Salbei	x	x	x	x	Gehirnaktivierend, entgiftend

*Schutz vor Herzinfarkt   **Schutz vor Thrombose   ***Schutz vor Krebs

Stoffwechselwohltat Milchprodukte

Milchprodukte (Milch, Joghurt, Buttermilch, Käse) sind aufgrund ihres hohen Kalzium- und Eiweißgehalts sehr wirksame Aktivatoren, um das innere Feuer zu entfachen. Wir empfehlen, bei Milchprodukten immer die Vollfettvariante zu nehmen, denn gesättigte Fettsäuren sind wichtig für ein starkes Herz (Palmitinsäure) und ein starkes Immunsystem (Laurinsäure). Eine fettarme Ernährung mit Lightprodukten macht uns daher krank. Wenn Sie keine Milchprodukte vertragen, dann sollten Sie diese natürlich auch nicht einsetzen. Dies wird den Erfolg Ihrer Lauf-Diät nicht negativ beeinflussen. Milch in den Rezepten ersetzen Sie einfach mit Mandel-, Reis- oder Kokosmilch (Achtung: nicht mit Sojamilch!).

Mehr Power durch Wasser, grünen Tee und Kaffee

Auch reines Wasser und besonders grüner Tee wirken stoffwechselaktivierend. Wenn Sie Ihren inneren Ofen richtig anheizen wollen, ist es unumgänglich, dass Sie viel trinken. Das Minimum sind täglich drei Liter Flüssigkeit in Form von etwa zwei Litern Wasser und drei Tassen grünem Tee. Für Liebhaber von Kaffee hier noch eine gute Nachricht: Auch Kaffee hat einen thermogenetischen Effekt; dieser ist allerdings etwas kleiner als der von grünem Tee.
Bitte beachten Sie: Kaffee und grüner Tee sollten immer ohne Zucker getrunken werden.

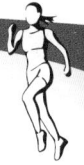

Der Thermogenesejoker im Überblick

Gewürze Chili, Pfeffer, Ingwer, Kurkuma, Zimt, Senf
Kräuter Petersilie, Basilikum, Salbei, Schnittlauch, Rosmarin
Gemüse, Samen, Knollen Rucola, Zwiebeln, Knoblauch, Meerrettich, Keimlinge
Kalziumquellen aus Milch Buttermilch, Vollmilch, Joghurt, Käse (z. B. Mozzarella)
Getränke Wasser, Früchtetee, Grüntee, Schwarztee, Kaffee

- Wissenschaftliche Untersuchungen haben ergeben, dass die innere Aktivierungswärme größer ist, wenn weniger Mahlzeiten aufgenommen werden im Vergleich zu vielen kleinen Mahlzeiten. Deshalb ist es besser, wenn Sie drei Hauptmahlzeiten (morgens, mittags und abends) zu sich nehmen, anstatt mehrmals am Tag herumzusnacken.

- Die Rezepte ab Seite 60 wurden so zusammengestellt, dass massenhaft stoffwechselaktivierende Rohstoffe enthalten sind. Durch jede Mahlzeit wird somit das innere Feuer nachhaltig entfacht. Allein durch die Kraft des Thermogenesejokers verlieren Sie mit Leichtigkeit pro Monat mehr als ein Pfund Körperfett, gleichzeitig gewinnen Sie Vitalität für alle Ihre Körperzellen – und damit auch für Ihr Leben an sich.

- Wissenschaftliche Untersuchungen haben gezeigt, dass das Ausmaß der Thermogenese abhängig ist vom Ausmaß der täglichen Bewegung. Dies bedeutet, dass ohne ausreichende tägliche Bewegung der Thermogenesejoker nicht richtig zündet. Thermogenese und Bewegung gehören somit untrennbar zusammen wie der Sauerstoff zum Feuer.

Der Vitalstoffjoker

Wenn die Waage über einen längeren Zeitraum zu viel anzeigt, dann geht dies Hand in Hand mit einer verschlechterten Nährstoffversorgung. Das verlangsamt den Stoffwechsel, wodurch Ihr Körper auf Gewichtszunahme ausgerichtet wird. Möchten Sie aus dieser Stoffwechselfalle herauskommen, dann kombinieren Sie am besten nährstoffreiche Lebensmittel mit der richtigen Zubereitung.

Supersprit für den Körper

Die stoffwechseloffensive Ernährung überwindet die Schwächen von »Low-Carb«, da sie auf dem Prinzip des Vitalstoffloadings bei jeder Mahlzeit basiert: Sie geben Ihrem Körper eine hohe Menge an Vitalstoffen und tanken gleichzeitig lang anhaltende Energie. Dies wird erreicht durch die Kombination vollwertiger Kohlenhydrate mit viel Gemüse, Salat, aktivierenden Fettsäuren und einem kleinen Eiweißspender. Bei der Stoffwechseloffensive liegt der Schwerpunkt auf Gemüse und Salat, da Obst (besonders reifes Obst) wesentlich mehr Kalorien enthält und deshalb nicht unbegrenzt gegessen werden kann.

Schonende Temperaturen sind angesagt

Gemüse sind Lebensmittel mit einer hohen Nährstoffdichte. Wenn Gemüse aber zu lange und mit hoher Temperatur gekocht oder in Öl stark angebraten wird, sinkt der Gehalt an

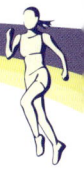

Vitaminen, Mineralien, Spurenelementen und Pflanzenstoffen. Dadurch geht wertvolles Aktivierungspotenzial verloren. Bei der Stoffwechseloffensive erhöhen wir den täglichen Rohkostanteil und dämpfen Gemüse kurz und schonend.

Langkettige Kohlenhydrate bringen Energie

Lebensmittel mit viel Zucker oder Weißmehlprodukte enthalten wenig natürliche Begleitstoffe. Damit ist deren Aktivierungspotenzial für den Stoffwechsel klein. Solche Lebensmittel treiben außerdem den Blutzucker- und Insulinspiegel sehr schnell nach oben. Dies führt zu wiederholtem Heißhunger und vermehrtem Gewicht auf den Rippen.
Im Folgenden sind diese schlapp machenden Lebensmittel benannt, ebenfalls mögliche Alternativen. Diese Alternativen verwenden wir natürlich bei der Stoffwechseloffensive in unseren Rezepten.

Mit gutem Fett schneller zum Ziel

Fett war lange verrufen als der Dickmacher der Nation. In der Lauf-Diät sehen wir Fett heute anders. Denn: Fette können in unserem Körper Entzündungsreaktionen abschwächen, sie stärken unser Immunsystem, schützen unsere Organe und machen uns nebenbei noch schnell und schlau. Ohne die richtigen Fette können wir also nicht überleben. Um den Stoffwechsel zu aktivieren, sollten Sie auf eine fettschlaue und nicht auf eine fettarme Ernährung setzen. Auf den folgenden Seiten erfahren Sie, was eine fettschlaue Ernährung ist und wie man sie einfach umsetzen kann.

Aktivierende statt schlappe Lebensmittel

Schlappe Lebensmittel	Stoffwechselaktivierende Lebensmittel
Limonaden, Fruchtnektare, Colagetränke	Direktsäfte mit viel Wasser oder Mineralwasser gemischt
Zucker in Tee oder Kaffee	Ungesüßter Tee oder Kaffee
Dosenmilch in Kaffee	Frischmilch im Kaffee
Sahne- und Cremetorten	Obstkuchen mit dünnem Boden
Apfelmus	Frischer Obstsalat
Fruchtjoghurt	Naturjoghurt mit frischen oder gefrorenen Beeren
Handelsübliche Marmelade	Marmelade mit einem Fruchtanteil über 50 %
Süßes Teilchen	Dunkle Schokolade
Müsli mit Zucker, Honigpops, Cornflakes	Ungesüßtes Müsli oder frisch gemahlenes Getreide, über Nacht eingeweicht
Toast- und Weißbrot	Dinkelvollkornbrot aus Natursauerteig
Vollmilchschokolade	Bitterschokolade, Trockenfrüchte
Weinbrand, Schnaps, Rum	Rotwein (optimal: drei bis fünf Gläser pro Woche)

Transfettsäuren – der Feind Ihrer Vitalität

Ein Lebensmittel mit Transfettsäuren ist auf seiner Zutatenliste (es besteht Kennzeichnungspflicht!) »pflanzliches Öl, teilweise gehärtet« einfach zu entlarven. Auch viele Margarinen enthalten immer noch eine hohe Menge an Transfettsäuren, obwohl die Anstrengung der Industrie hier schon lobenswert ist. Wir empfehlen entweder Margarine ohne ge-

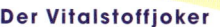
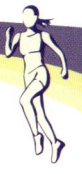

härtete Fettsäuren oder das Naturprodukt Butter. Butter enthält einerseits sehr viele gesättigte Fettsäuren, die wir einsparen sollten – andererseits aber auch aktivierende konjugierte Linolsäure, die das Immunsystem stabilisiert.

Power pur – Olivenöl und Omega-3-Fettsäuren

Stoffwechselaktivierend sind auch die einfach ungesättigten Fettsäuren sowie die mehrfach ungesättigten Omega-3-Fettsäuren. Öle und Lebensmittel mit einem hohen Anteil an diesen Fettsäuren sollten Sie verstärkt einsetzen (siehe Kasten unten). Reich an Omega-3-Fettsäuren sind Speiseleinöl, Rapsöl, Walnüsse, Tofu, Lachs, Thunfisch, Makrele und Hering – prominentester Lieferant der einfach ungesättigten Fettsäuren ist das Olivenöl.

Gute Speiseöle für die Stoffwechseloffensive

Folgende Speiseöle haben entweder einen hohen Gehalt an einfach ungesättigten Fettsäuren und/oder einen hohen Gehalt an Omega-3-Fettsäuren (Angaben in g/100 g):

	Gesättigte Fettsäuren	Ungesättigte Fettsäuren		
		Einfach ungesättigt	Mehrfach ungesättigt	
			Omega-3-Fettsäure	Omega-6-Fettsäure
Speiseleinöl	12	19	55	14
Rapsöl	7	64	20	9
Olivenöl	18	73	8	1

Welches Fettsäurespektrum für die Stoffwechseloffensive?

Wir haben Ihnen nun bewusst gemacht, dass Sie Omega-6-Fettsäuren einsparen und Transfettsäuren ganz meiden sollten. Außerdem verwenden Sie am besten verstärkt Olivenöl und Omega-3-Fettsäuren.

Mehr Ballaststoffe bringen in Form

Zahlreiche wissenschaftliche Studien haben ergeben, dass eine nachhaltige Gewichtsabnahme erreichbar ist, wenn man den Ballaststoffgehalt seiner Nahrung erhöht. Deshalb setzen wir in der Stoffwechseloffensive vermehrt Ballaststoffhaltiges wie Gemüse, Salat, Hülsenfrüchte und verschiedenes Obst ein.

Aus echtem Schrot und Chrom

Der Vitalstoffjoker basiert auch auf chromreicher Ernährung. Pro Tag gönnen Sie Ihrem Körper in der Stoffwechseloffensive eine natürliche Chromaufnahme über definierte leckere Lebensmittel von mindestens 150 Mikrogramm Chrom.
In der Stoffwechseloffensive empfehlen wir, besonders regelmäßig Zwiebeln – ganz nach Geschmack roh oder gedünstet – verstärkt einzusetzen, damit Ihre Chromversorgung verbessert wird.

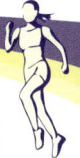

Chromreiche Lebensmittel

Ihre tägliche Chromaufnahme sollte bei mindestens 100 μg (bevorzugt 200 μg) liegen. Bitte beachten Sie auch die vergleichend dargestellten Chromwerte von Vollkornbrot und hellem, verarbeitetem Brot (Angaben in μg/Portion).

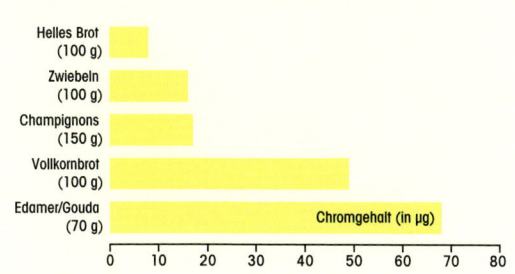

Mit verbesserter Esskultur zum Erfolg

Essen Sie künftig nur, wenn Sie dafür Zeit haben. Viele Menschen mampfen unter Stress und nebenher. Wenn man weiß, dass das Sättigungsgefühl erst nach etwa 15 Minuten eintritt, bedauert man diese hektischen Schnellesser: Sie nehmen in zehn Minuten gewaltige Kalorienmengen zu sich, ohne richtig satt zu werden. Hier die wichtigsten Tipps:

- Essen ist auch ein Genuss für unsere Sinne, nicht nur eine Magenfüllung. Ein schön gedeckter Tisch wirkt darüber hinaus harmonisierend.
- Fernseher, Radio, Zeitung, Handy – nicht beim Essen!
- Drei Hauptmahlzeiten sind das A und O.

Der Hormonjoker

Mit etwa 30 Jahren haben wir unseren hormonellen Höhepunkt erreicht. Der Körper ist in diesem Lebensabschnitt voll leistungsfähig: Die aufbauenden Vorgänge in Ihrem Körper sind stärker als die abbauenden, Ihre Verdauung und dadurch Ihre Nährstoffaufnahme laufen rund, Ihr Herz pumpt kraftvoll Blut in Ihre Adern, Ihr Immunsystem ist fast unangreifbar, Ihre Sehnen und Bänder sind stark wie Drahtseile, und Ihre Knochen sind belastbar.

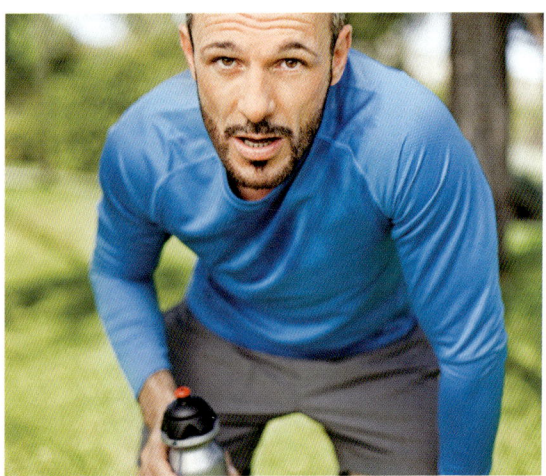

Laufen Sie dem Zahn der Zeit davon: Auch Bewegung ist ein starker Hormonjoker und ganz natürliches Anti-Aging!

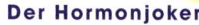

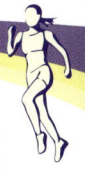

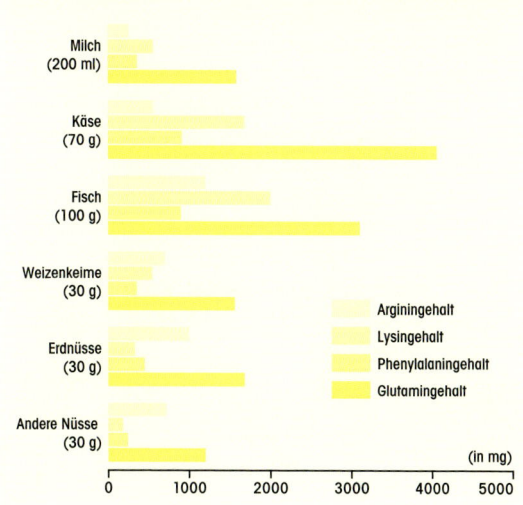

Lebensmittel mit fettabbauenden Aminosäuren

Milch (200 ml)

Käse (70 g)

Fisch (100 g)

Weizenkeime (30 g)

Erdnüsse (30 g)

Andere Nüsse (30 g)

Arginingehalt
Lysingehalt
Phenylalaningehalt
Glutamingehalt

(in mg)

0 · 1000 · 2000 · 3000 · 4000 · 5000

Aminosäuren contra Fett

Bei Übergewichtigen wurde festgestellt, dass ihr Körper zu wenig körpereigenes Wachstumshormon produziert. Allein dies hat zur Folge, dass mehr Fett eingelagert wird. Bestimmte Aminosäuren (Eiweißbausteine) haben jedoch die Fähigkeit, die körpereigene Produktion von Wachstumshormon anzukurbeln. Hierzu zählen die Aminosäuren Arginin, Lysin, Glutamin und Phenylalanin.

Bor für den Muskelaufbau

Wenn Sie mehr Fettgewebe abbauen und Muskulatur aufbauen und gleichzeitig stabile Knochen haben wollen, dann brauchen Sie die Kombination aus Bewegung, Muskelaufbau und eine Ernährung, die Ihre körpereigene Hormonproduktion nachhaltig unterstützt. Dabei ist neben den oben genannten Aminosäuren auch das Spurenelement Bor sehr wichtig.

Die durchschnittliche tägliche Borzufuhr in Deutschland liegt im Bereich von ein bis zwei Milligramm. Studien aber zeigen, dass beispielsweise Menschen mit Rheuma allein durch die Zufuhr von täglich neun Milligramm Bor einen deutlichen Schmerzrückgang für sich verbuchen können.

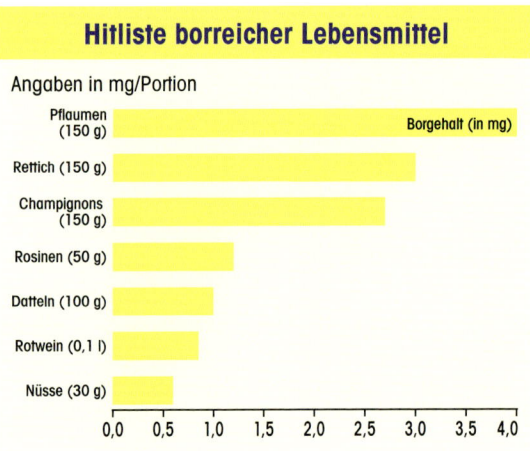

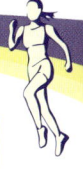

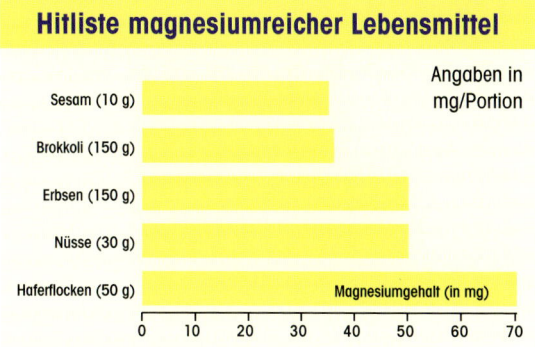

Hitliste magnesiumreicher Lebensmittel

Angaben in mg/Portion

Sesam (10 g)

Brokkoli (150 g)

Erbsen (150 g)

Nüsse (30 g)

Haferflocken (50 g) — Magnesiumgehalt (in mg)

0   10   20   30   40   50   60   70

Damit es richtig funkt – Magnesium

Magnesium aktiviert mehr als 300 Vorgänge im Körper. U. a. wird auch die Leistungsfähigkeit Ihrer Hormone durch Magnesium beeinflusst. Es fungiert als Zündkerze für die meisten Stoffwechselprozesse.

Zink hält den Hunger in Schach

Mehrere wissenschaftliche Untersuchungen konnten inzwischen ganz eindeutig belegen, dass Menschen mit zu viel Pfunden auf den Rippen einen Zinkmangel haben. Der ist von großem Nachteil, da Zink massiv benötigt wird für die Produktion von fettabbauenden Hormonen wie beispielsweise Testosteron. Positiver Nebeneffekt: Zink stärkt das Immunsystem.

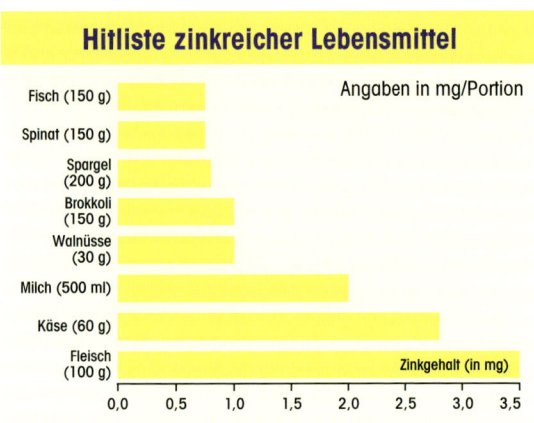

Hitliste zinkreicher Lebensmittel

Angaben in mg/Portion

Fisch (150 g)
Spinat (150 g)
Spargel (200 g)
Brokkoli (150 g)
Walnüsse (30 g)
Milch (500 ml)
Käse (60 g)
Fleisch (100 g)

Zinkgehalt (in mg)

0,0 0,5 1,0 1,5 2,0 2,5 3,0 3,5

Auch Bewegung ist ein Hormonjoker

Sport regt die natürliche Produktion unserer Hormone und deren natürliche Regulation an. Beim Joggen oder Walking bauen Sie Stresshormone so ab, wie es die Natur einst vorgesehen hatte, nämlich ohne die dazu leider allzu oft bemühten Glimmstängel, Süßigkeiten, Alkohol oder gar härtere Drogen.

Durch Muskeltraining halten Sie die aufbauenden und jung erhaltenden Hormone wie Testosteron und Wachstumshormon auf einem höheren Level. Das ist das allernatürlichste Anti-Aging! Durch die beim Sport ausgeschütteten »Happy-Hormone« Serotonin und Endorphin – körpereigene Opiate – sind Sie nicht nur während des Trainings, sondern auch danach glücklicher und zufriedener.

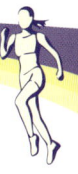

Bei der Bewegung bzw. beim Training ist es allerdings wichtig, darauf zu achten, dass wir immer wieder kurz außer Atem kommen, damit der Körper auch nach der Bewegungseinheit noch vermehrt Fett verbrennt. Bei einem Spaziergang beispielsweise sollten Sie also drei- bis viermal 20 Sekunden lang schneller gehen.

Heute ist bekannt, dass vor allem Krafttraining verstärkt als Hormonankurbler dient. Deshalb haben wir in diesem Buch u. a. die wichtigsten Kräftigungsübungen ab Seite 146 für Sie zusammengestellt. Machen Sie diese konsequent und regelmäßig – Sie werden schon bald den Unterschied für Körperform und Wohlbefinden spüren.

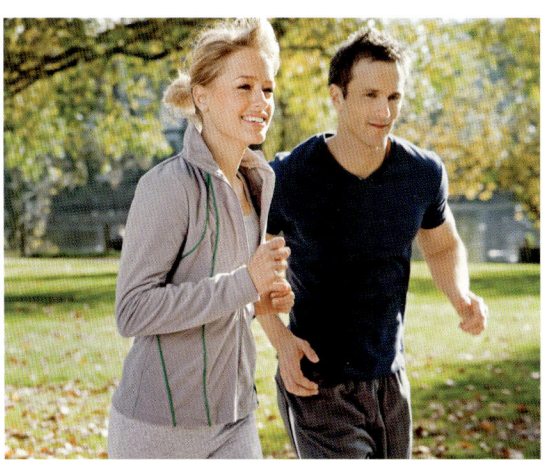

Sport ist Mord, sagt Ihr »innerer Schweinehund«? Von wegen: Geben Sie ihm den Laufpass – für mehr Spaß und Vitalität!

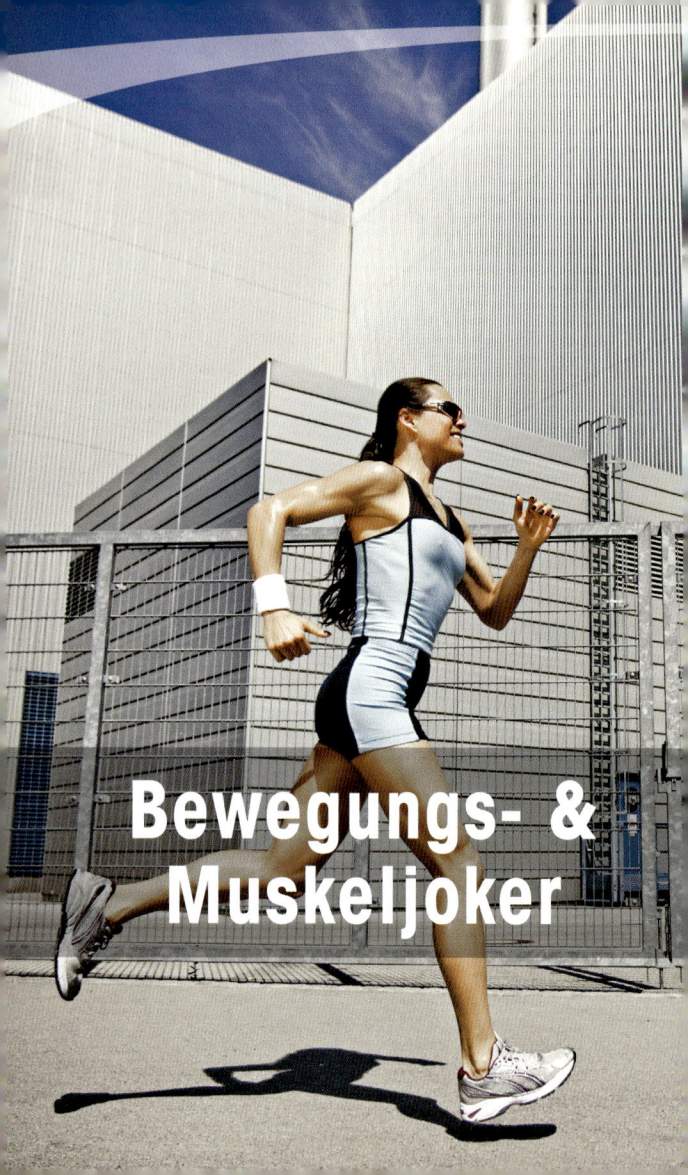

Bewegungs- & Muskeljoker

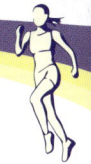

Bewegung –
das Lebenselixier

Eine Kerze brennt am schnellsten herunter, wenn man sie von zwei Seiten anzündet. Wollen Sie nachhaltig abnehmen, sollten Sie nicht nur Ihre Ernährung optimieren und den Kalorienbedarf anpassen, sondern sich auch unbedingt bewegen! Wer übergewichtig ist, möchte sich beim Sport natürlich nicht blamieren – aber keine Angst, wir werden Ihnen einen ganz sanften Einstieg bieten – nichts, was Sie nicht schon könnten. Sie werden durch den Bewegungsjoker fitter, bekommen eine bessere Lebensqualität und werden biologisch jünger.

Fitschlank statt schlappschlank

Eine konventionelle Diät setzt mit meist fragwürdigem Ernährungskonzept einseitig an. Natürlich kann man die Nahrung reduzieren und hungern. Aber: Wenn das überhaupt klappen sollte, werden Sie vielleicht abnehmen, aber dabei nicht fitschlank, sondern schlappschlank! Dünn und kränklich. Das kann nicht Ihr Ziel sein.

Wenn Sie wie bei unserer Lauf-Diät mit ihrer Stoffwechseloffensive an beiden Schwachstellen ansetzen, sich also neben einer Ernährungsumstellung auch bewegen, werden Sie auf jeden Fall Fett abbauen und abnehmen, aber zusätzlich aktives Körpergewebe wie Muskeln aufbauen.

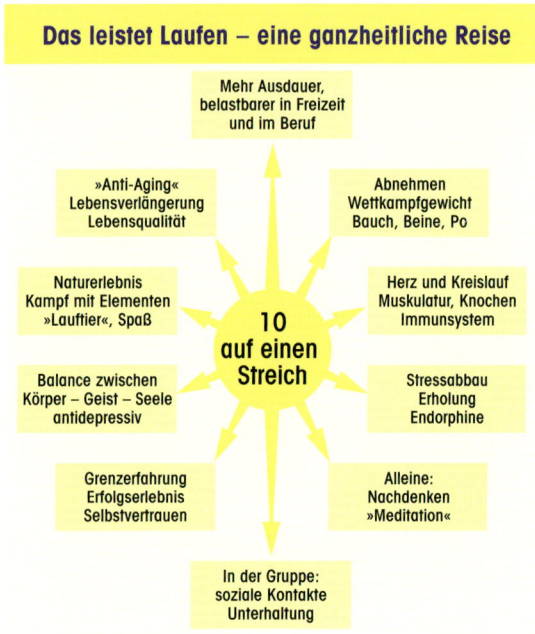

Das leistet Laufen – eine ganzheitliche Reise

Mehr Ausdauer,
belastbarer in Freizeit
und im Beruf

»Anti-Aging«
Lebensverlängerung
Lebensqualität

Abnehmen
Wettkampfgewicht
Bauch, Beine, Po

Naturerlebnis
Kampf mit Elementen
»Lauftier«, Spaß

Herz und Kreislauf
Muskulatur, Knochen
Immunsystem

10
auf einen
Streich

Balance zwischen
Körper – Geist – Seele
antidepressiv

Stressabbau
Erholung
Endorphine

Grenzerfahrung
Erfolgserlebnis
Selbstvertrauen

Alleine:
Nachdenken
»Meditation«

In der Gruppe:
soziale Kontakte
Unterhaltung

Laufen ist zeiteffizient

Sie haben keine Zeit zum Laufen? Eine Redensart besagt:
Der Fleißige hat immer Zeit! Man könnte auch sagen: Man
hat die Zeit, die man sich nimmt – das ist auch eine Frage der
Prioritäten. Bedenken Sie: Der Zeitbedarf beträgt bei dreimal Laufen inklusive Gymnastik, Duschen und Umziehen
lediglich rund fünf Stunden in der Woche.

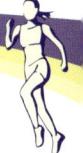

Zu Beginn ein Besuch beim Arzt

Wenn Sie mit einem geregelten Gesundheitstraining anfangen, lassen Sie sich zunächst von Ihrem Hausarzt oder besser einem selbst sporttreibenden Arzt untersuchen. Dies ist umso wichtiger, je älter Sie sind und je länger Sie keinen regelmäßigen Sport mehr ausgeübt haben. Allgemein gilt das für Personen über 35 Jahre, insbesondere wenn Sie bereits einige der Risikofaktoren Rauchen, Übergewicht, Diabetes mellitus, erhöhte Cholesterin- und Blutdruckwerte haben. Auch wenn Sie orthopädische Probleme haben oder stark übergewichtig sind, sollten Sie zunächst ärztlichen Rat einholen.

Wenn das Laufen selbst ein Risiko ist

Wer einen akuten Infekt mit Fieber hat, gehört ins Bett, nicht in die Laufschuhe! Bei einem leichten Schnupfen können Sie langsamer und kürzer joggen. Es gibt auch keinen Zwang, täglich laufen zu müssen. Wenn Sie sich schlecht fühlen, etwas wehtut, will Ihnen Ihr Körper vielleicht schlicht und ergreifend sagen: heute nicht!

Wer sehr stark übergewichtig ist und orthopädische Beschwerden und Fehlstellungen hat, muss damit rechnen, dass Laufen vielleicht nicht seine Sportart ist. Eventuell wäre man dann mit Walking, Schwimmen und Radfahren zumindest zu Beginn besser beraten.

Auch Medikamente können das Lauftraining beeinflussen. Blutdrucksenkende Mittel wie Betablocker erniedrigen künstlich Ihre Pulswerte trotz hoher Belastung. Ein Puls von 120 kann dann vielleicht schon viel zu hoch sein!

So wirkt moderates Laufen auf die Gesundheit

Herz	Volumenzunahme, Ruhe- und Arbeitspulssenkung, bessere Durchblutung der Herzkranzgefäße
Kreislauf	Vermehrte feinste Haargefäße (Kapillaren), dadurch bessere Sauerstoff- und Nährstoffzufuhr, höhere Elastizität der Gefäße, geringeres Thrombose- und Arteriosklerose-risiko, geringerer Blutdruck, bessere Temperaturregulation, weniger Wetterfühligkeit
Blut	Absenkung des schädlichen LDL-Cholesterins und der Triglyzeride, Anhebung des schützenden HDL-Choleste-rins, verbesserte Regulation des Blutzuckerspiegels, höhere Pufferkapazität, Fließeigenschaften und Volumenzunahme des Blutes
Hormone	Abbau der Stresshormone Adrenalin, Noradrenalin und Kortisol, Freisetzung von natürlichen körpereigenen Opiaten (Endorphinen) und dem Glückshormon Serotonin
Immun-system	Erhöhte Infektabwehr, weniger Erkältungskrankheiten, Abhärtung durch Wind und Wetter im Freien, bei Sonne Vitamin-D-Produktion
Darm	Weniger Darmträgheit, Verstopfung und Darmblutungen
Lunge	Vermehrte Kapillarisierung und bessere Atemökonomie, weniger starke Asthmaanfälle
Muskeln	Ausdauerleistungsfähiger, straffer und knackiger, verbesserte muskuläre Balance, höhere Durchblutung, größere Energie- und Sauerstoffspeicher (Myoglobin)
Skelett	Höhere Dichte und Festigkeit der Knochen, weniger Rückenbeschwerden
Gelenke	Beweglicher, besser geschmiert, verringerte Degeneration
Gewicht	Aktivierung des Fettstoffwechsels, erhöhter Arbeits- und Grundumsatz, sinnvolle und nachhaltige Gewichtsreduktion
Altern	Statistisch einige Jahre lebensverlängernd, aber biologisch Jahrzehnte jünger und langsamer alternd, höhere Lebensqualität im Alter

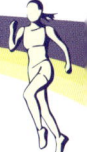

Lauftraining planen

Die Ausdauer durch Laufen oder Walking zu trainieren
bedeutet, die Widerstandsfähigkeit gegenüber Ermüdung
zu verbessern. Daneben verbrennen Sie fleißig Kalorien
und bauen zusammen mit dem ergänzenden Gymnastikprogramm Muskulatur auf. Das alles aber will stimmig
geplant und aufgebaut sein.

Ausdauertraining

Wer seine Ausdauer verbessern und dabei Fett verbrennen
möchte, muss eine moderate Belastungsintensität im Sauerstoffüberschuss, also im »grünen oder aeroben Bereich«
über einen möglichst langen Zeitraum, aber wenigstens eine
halbe Stunde aufrechterhalten. Der Fettstoffwechsel und die
sauerstofftransportierenden Systeme wie Lunge, Herz und
Kreislauf optimieren sich. Die verbesserte Durchblutung
und Sauerstoffversorgung des ganzen Körpers führt zur höheren geistigen und körperlichen Leistungsfähigkeit.
Um die Wirkung und Qualität Ihres Trainings zu garantie-
ren, sollten Sie Folgendes beachten:

- In der richtigen Intensität und Häufigkeit üben
- Das Training nur langsam steigern
- Das Programm variabel gestalten
- Auf optimales Zusammenspiel von Belastung und
  Erholung achten
- Kontinuierlich trainieren

Der sinnvolle Trainingsaufbau

Trainingsreize müssen eine bestimmte Reizschwelle überschreiten, um eine Leistungsverbesserung hervorzurufen, dürfen aber keinesfalls zu hart sein. Wir steuern das am besten über Herzfrequenzmessung, Körpergefühl und Atmung. Nach einigen Wochen werden Sie leistungsfähiger sein. Das Training in den Plänen unserer Laufdiät wird wie folgt gesteigert:

- Zuerst die Erhöhung der Häufigkeit des Trainings und
- die Verlängerung der Dauer einzelner Einheiten,
- zuletzt erst die Steigerung des Tempos.

Belastung, Erholung und Geduld

Jedes Training ist nur so gut, wie es vor- und nachbereitet wird. Ohne Erholung ist Training nicht wirksam. Erfolgt der nächste Trainingslauf zu früh, können Übertraining mit Schlappheit und sogar eine Verletzung die Folge sein.

Training nach Körpergefühl

Leider fehlt vielen (vor allem »Späteinsteigern«) das natürliche Maß für »locker« oder »anstrengend«. Sie vergreifen sich im Tempo und trainieren zu hart oder zu gleichförmig.

Auf Körpersignale hören

Was leicht, locker oder anstrengend bedeutet, müssen viele scheinbar erst neu lernen. Neben Herzfrequenz- und Laktatmessung können aber auch einige ganz einfache Merksätze dazu beitragen, im Training nicht zu überziehen:

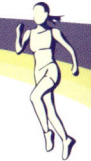

- Laufen ohne Schnaufen!
- Reden ist Gold, Schweigen ist Silber!
- Lächeln statt Hecheln!

Herzfrequenzmesser

Ideal ist die Kontrolle des Trainingspulses mit einem Herzfrequenzcomputer mit Brustgurt nach EKG-Methode.

Ruhe- und Erholungspuls

Unabhängig vom Training können Sie per Hand beispielsweise den morgendlichen Ruhepuls im Bett vor dem Aufstehen messen. Durchschnittsbürger haben zwischen 60 und 80 Herzschläge pro Minute, gut trainierte Ausdauersportler 50 bis 40 und darunter.

Belastungspuls im Training

Die wichtigste Anwendung der Pulsmessung ist natürlich im Training. Eine optimale Belastung erhalten Sie nach der Formel Trainingspulsfrequenz ist 180 minus Ihr Lebensalter plus/minus 10 Schläge. Ein 40-Jähriger sollte also zwischen 130 und 150 Schlägen pro Minute laufen. Das ist aber nur ein grober Anhaltswert, der durch eine Maximalpulsbestimmung oder Laktatmessung überprüft werden sollte.

Maximalpuls – höher geht's nicht

Der Maximalpuls ist der höchstmögliche Puls, den Sie bei voller Belastung erreichen können, beispielsweise in einem Wettkampf beim Endspurt. Er wird individuell unterschiedlich mit dem Alter niedriger und sinkt dabei durchschnittlich um einen Schlag pro Lebensjahr.

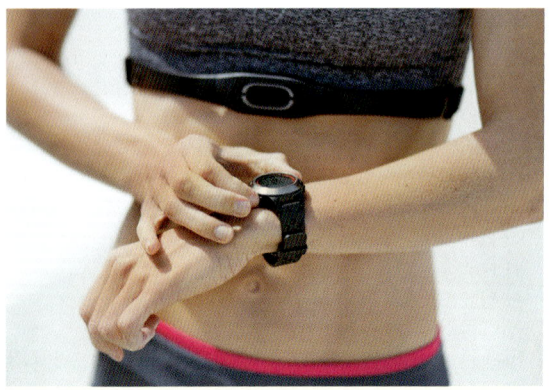

Der Herzfrequenzmesser – eine sinnvolle Anschaffung.

Den Maximalpuls ermitteln

Dazu ist es essenziell, dass Sie kerngesund sind, denn dieser Grenzgang ist nicht ohne orthopädische und Herz-Kreislauf-Risiken! Sie dürfen keinerlei Infekt, Herzfehler, Herzrhythmusstörung oder Verletzung haben. Sind Sie fit, können Sie dieses Verfahren zur Festlegung der Trainingsbereiche selbst durchführen:

- Sie ermitteln den Maximalpuls mit einem Herzfrequenzmesser, indem Sie nach sorgfältigem Warmlaufen von mindestens zehn Minuten das Tempo für fünf Minuten deutlich steigern, bis Sie stark außer Atem sind.
- Dann spurten Sie aus diesem anstrengenden Tempo für eine Minute nochmals voll durch, bis Sie das Gefühl haben, dass nicht mehr drin ist. Nun sollten Sie nahe dem Maximalpuls sein.

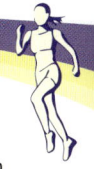

Trainingsbereiche festlegen

Wenn Sie Ihren Maximalpuls annähernd kennen und diesen als 100 % setzen, können Sie die Herzfrequenzbereiche für Ihr Training einfach daraus errechnen:

- Die anaerobe Schwelle, also der rot-grüne Übergangsbereich, liegt bei Einsteigern bei etwa 87 %. Darüber, also im roten Bereich, sollten Sie nicht laufen. Da verbrennen Sie kein Fett, machen sich bei erhöhtem orthopädischem Risiko nur Stress und gefährden Ihr Immunsystem. Ausdauer- und Gesundheitstraining geschieht im grünen Bereich!
- Der locker flotte Tempodauerlauf liegt zwischen 80 und 87 %.
- Der normale, ruhige Dauerlauf, bei dem die meisten Trainingskilometer zurückgelegt werden sollten, liegt zwischen 70 und 80 %. Hier ist auch die Fettverbrennung im Verhältnis zum Zeitaufwand optimal.
- Regeneratives Laufen liegt unter 70 %.

Anaerobe Schwelle und Laktat

Sie müssen, um Ihre Trainingszonen zu ermitteln, nicht unbedingt den Maximalpuls herausfinden, denn es reicht eigentlich zu wissen, wo die anaerobe Schwelle liegt, da Ihr Training darunter stattfindet.

Zur Erinnerung: Nach Körpergefühl liegt diese anaerobe Schwelle etwa dort, wo Sie zu schnaufen beginnen oder Sie eine Unterhaltung durch Luftholen immer wieder unterbrechen müssen. Man kann die zugehörige Herzfrequenz oder die Geschwindigkeit auch über eine Laktatmessung in einem erfahrenen sportmedizinischen Institut, bei einem versierten Trainer oder in guten Laufseminaren ermitteln.

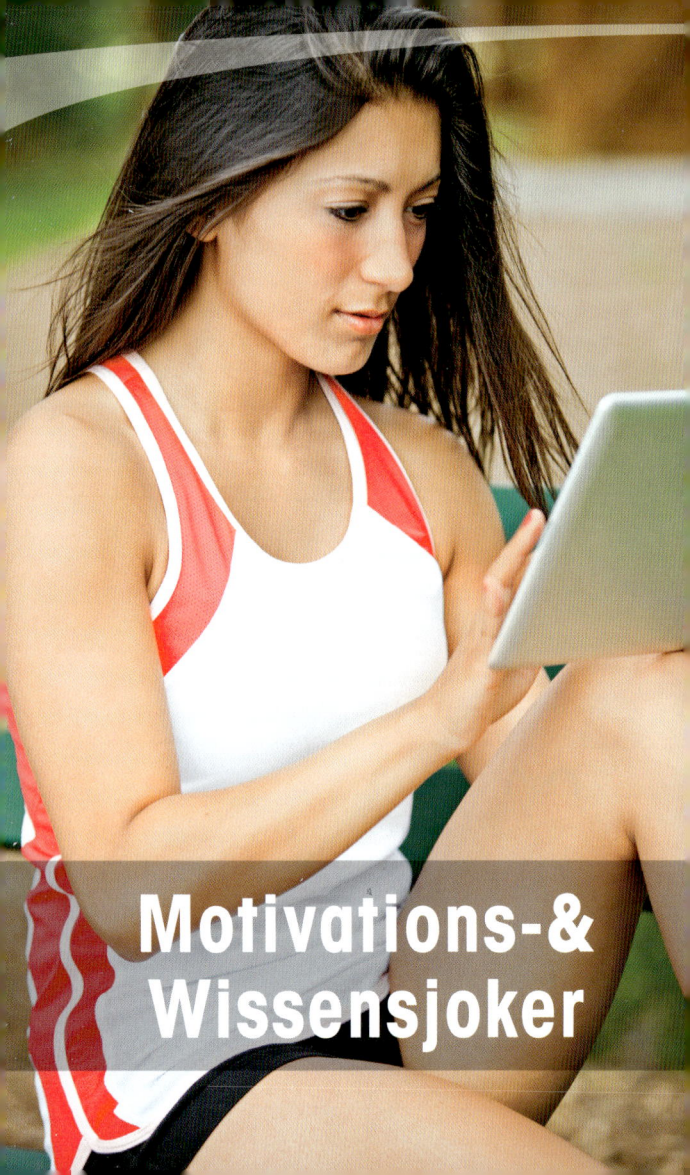

Motivations-& Wissensjoker

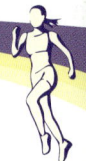

Rundum fit

Die Folgen von Übergewicht und Bewegungsmangel sind einerseits die größten Herausforderungen und andererseits recht einfach vermeidbare Probleme, vor denen Gesundheitswesen und Krankenkassen stehen. Wir werden im Durchschnitt immer dicker und fauler – mit schlimmen Folgen für Bewegungsapparat, Herz-Kreislauf-, Immun- und Hormonsystem. Freuen Sie sich darauf, all dem mit der Stoffwechseloffensive und der Lauf-Diät nachhaltig zu entgehen!

Das macht dick

Die wichtigsten Ursachen für Übergewicht lassen sich in prägnante Worte fassen; unterm Strich ergibt sich eine Liste mit zehn Punkten:

- Die Kalorienaufnahme ist größer als deren Verbrauch.
- Kalorienbomben Süßigkeiten, Fett und Alkohol
- Süß- und Aromastoffe
- Träger Stoffwechsel durch Mangel an Vitalstoffen
- Durch Bewegungsmangel bedingter Muskelschwund mit Grundstoffwechselabsenkung
- Kompensation von Stress, Frust und Langeweile durch Essen, Trinken und Sitzen vor TV und Computer
- Verhaltensweisen wie »Teller leer essen!«
- Jo-Jo-Effekt
- Medikamentennebenwirkungen
- Gene – maximal für 30 % verantwortlich

Wer sinnvoll und nachhaltig abnehmen möchte, sollte sich demnach folgende Fragen stellen:

- Stimmt mein Ess- mit meinem Bewegungsverhalten überein?
- Wie gut ist mein Ernährungswissen?
- Kenne ich wirklich die versteckten Kalorien und Ernährungsfallen?
- Ernähre ich mich wirklich vollwertig?
- Warum kompensiere ich wider meine Gesundheit und Figur? Ginge das nicht anders?
- Kann ich die Ursache des Stresses beseitigen, statt alles in mich reinzufressen?
- Welches Umfeld, Verhalten und welche Gewohnheiten haben mich in die Sackgasse gebracht?
- Könnte es zusätzlich an einem Medikament liegen, dass ich zugenommen habe?

Jo-Jo-Effekt – dicker durch Diäten

Wegen einer Anpassung aus Urzeiten funktionieren konventionelle Crashdiäten selten: Während einer Diät senkt der Körper den Grundstoffwechsel. Er ist auf Sparflamme. Das war beim Urmenschen in Hungerzeiten zum Überleben sinnvoll. Zudem nutzt der Darm die vorhandenen Kalorien besser aus. Bei einer kohlenhydratarmen »Low-Carb«- oder Atkins-Diät ohne körperliche Bewegung oder Hungerkuren wie Nulldiät wird darüber hinaus körpereigenes Muskelgewebe angegriffen, denn zur Ernährung der Nerven und des Gehirns benötigen wir weiterhin Kohlenhydrate. Bei Kohlenhydratmangel stellt sich der Körper diese dann aus dem Eiweiß der Muskulatur oder aus Aminosäuren, den

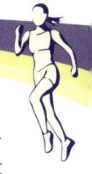

Bausteinen der Proteine, her. Das ist fatal, denn Muskelverlust bedeutet nicht nur weniger Fitness, sondern senkt gleichzeitig den aktiven fettfreien Körperanteil. Damit sinkt der Grundstoffwechsel noch weiter ab. Diese Effekte halten für Monate an – länger, als eine Crashdiät dauert.

Isst man nach einer Diät wieder wie vorher, speichert der Körper alle Kalorien, die er kriegen kann, für vermeintliche Notzeiten, die aber nicht mehr kommen. Man nimmt über das Ursprungsgewicht zu, der ebenso bekannte wie leidige und dann zwangsläufige Jo-Jo-Effekt tritt ein.

Die Gewohnheitsfallen durchbrechen

Damit sich nicht nur auf der Waage etwas tut, müssen Sie sich ändern: Ihr Bewegungsverhalten und Ihre Ernährungsweise. Die Gewohnheitsfallen zu durchbrechen ist zunächst nicht ganz so einfach. Aber wenn Sie es nicht tun, wer denn sonst?

Laufend genießen

Etwas für Ihre Gesundheit zu tun, können Sie nicht an jemand anderen delegieren. Aber wir helfen Ihnen mit der Lauf-Diät dabei. Sie werden nicht nur nachhaltig abnehmen und gesünder werden, sondern sich dabei auf eine ganzheitliche Reise zu sich selbst begeben.

Wundern Sie sich nicht, wenn Sie sich nach ein paar Monaten gar nicht mehr vorstellen können, wie Sie jemals ohne Bewegung und eine genuss- und vitalstoffreiche Ernährung auskommen konnten.

Ihr Wunschgewicht

Eine gewichtige Frage: Was an Kilos ist normal, was ist zu viel – und was wäre ideal? Das ist individuell sicherlich verschieden, aber nicht nur Geschmackssache – und selbstverständlich haben sich Wissenschaftler, Mediziner, Fitness- und Ernährungsexperten Gedanken dazu gemacht, wohin die Reise gehen soll. Sie sollten die nachfolgenden Vorgaben für Body-Mass-Index (BMI), Körperfettwert und Taillen-Hüftumfang-Verhältnis erfüllen. Das wäre für Ihre Gesundheit Pflicht. Noch mehr abzunehmen ist Kür bzw. in diesem Fall doch Geschmackssache – oder wollen Sie etwa ein Hungerhakenmodel oder Elitemarathonläufer werden?

Normalgewicht – Idealgewicht – BMI

Die von uns als Ziel empfohlenen Optimalbereiche sind nicht etwa das Wunschdenken einer Modelagentur. Sie stammen vielmehr aus den Sterblichkeits- und Risikotabellen von Kranken- und Lebensversicherern und soliden wissenschaftlichen Untersuchungen. Auch Leistungsläufer versuchen, im sinnvollen Rahmen ihr Gewicht zu reduzieren. Denn leichter läuft es sich schneller!
Die hier angegebenen Bereiche für Gesundheit und Wohlbefinden lassen übrigens ein wenig Spielraum für Ihren persönlichen Geschmack innerhalb der oberen und unteren Grenzen zu.

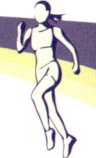

Body-Mass-Index (BMI)

Der BMI zeigt an, ob Ihr Gewicht zu Ihrer Größe passt. Er wird so ermittelt:

$$\frac{\text{Körpergewicht (kg)}}{\text{Körpergröße x Körpergröße (m)}} = \text{Body-Mass-Index (BMI)}$$

- Sollwerte Männer: 20–25
- Sollwerte Frauen: 19–25
- Untergewicht: unter 18,5
- Übergewicht: über 25
- Fettsucht (Adipositas): 30–35
- Starke Fettsucht: über 35

Bei einem Body-Mass-Index über 27 steigt das Risiko einer koronaren Herzerkrankung, aber auch vieler anderer Er-

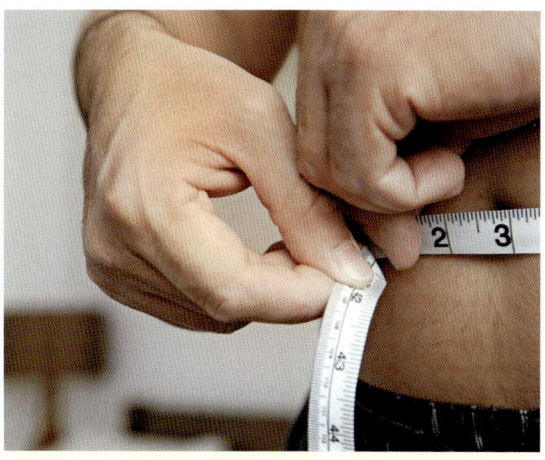

Für Ihr Taillen-Hüftumfang-Verhältnis messen Sie Ihre Taille etwa in Nabelhöhe, dann Ihre Hüfte mit einem Maßband.

krankungen deutlich an. Die orthopädische Belastung steigt ebenfalls stark mit dem BMI.

Fettmessung – schwere Knochen?

Der Körperfettanteil wird beim Body-Mass-Index nicht berücksichtigt. Er bestimmt das für die Gesundheit so wichtige Verhältnis von passivem Fett- zu aktivem Muskel-, Knochen- und Organgewebe. So wird ein Bodybuilder wegen seiner Muskelberge gemäß BMI übergewichtig sein, seine Fettwerte dagegen werden niedrig liegen. Letztlich ist aber zu viel Körperfett, also passives Körpergewebe, das gesundheitliche Problem.

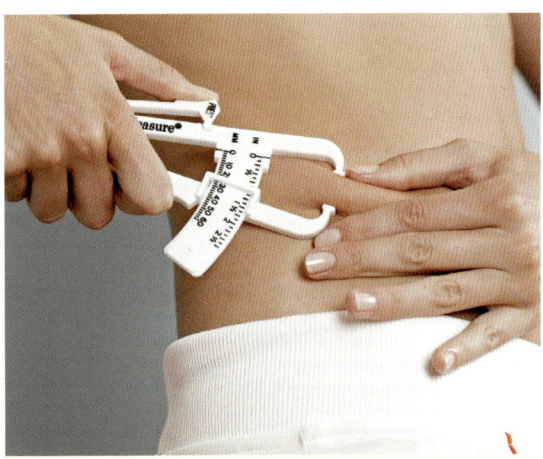

Die Fettzange dient zur Messung der Fettgewebedicke in Millimetern. Daraus lässt sich der Körperfettanteil in Prozent ableiten.

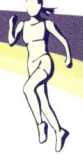

Taillen-Hüftumfang-Verhältnis

Gesundheitsrisiko	Männer	Frauen
Hohes Risiko	Über 0,95	Über 0,85
Mittelgradig erhöhtes Risiko	0,90–0,95	0,80–0,85
Geringes/kein Risiko	Unter 0,90	Unter 0,80

Eine Körperfettmessung mit einer Bioimpedanzwaage oder einer Caliper-Fettzange sagt einiges aus über den wahren Fitnesszustand. Bei Männern liegen die gesundheitlich optimalen Fettwerte zwischen 13 und 22 %, bei Frauen zwischen 18 und 27 %.

Birne oder Apfel – wo ist die Problemzone?

Nicht nur zu viel Fett ist ein Risikofaktor, sondern auch sein Verteilungsmuster am Körper. Frauen haben oft die gesundheitlich günstige gynoide Verteilung: Das Fett ist eher birnenförmig verteilt, also mehr um Hüfte, Oberschenkel und Gesäß. Bei Männern überwiegt die riskantere androide, apfelförmige Verteilung mit mehr Fett am Bauch.

Das Taillen-Hüftumfang-Verhältnis (Waist-to-Hip-Ratio) gibt Hinweise auf das Risiko für Herzkrankheiten. Nehmen Sie dazu ein Maßband und messen Sie im Stehen den Taillenumfang an der dünnsten Stelle etwa in Höhe des Bauchnabels, dann an der dicksten Stelle um Hüfte, Po oder Oberschenkel. Teilen Sie den Taillen- durch den Hüftumfang und vergleichen Sie Ihren Wert mit der Tabelle oben. Frauen, die häufiger zu- und abnehmen, neigen übrigens eher dazu, mehr Bauchfett anzusetzen, also den ungünstigen Apfeltyp zu entwickeln.

BMI – liegt Ihr Gewicht im Idealbereich?

Idealbereich Frauen

Alter	Bis 34	35–55	Über 55
BMI	19–24	20–25	21–26
Größe (cm)	Gewicht (kg)		
156	46,0–58,5	48,5–61,0	51,0–63,5
158	47,5–60,0	50,0–62,5	52,5–65,0
160	48,5–61,5	51,0–64,0	54,0–66,5
162	50,0–63,0	52,5–65,5	55,0–68,0
164	51,0–64,5	54,0–67,0	56,5–70,0
166	52,5–66,0	55,0–69,0	58,0–71,5
168	53,5–67,5	56,5–70,5	59,5–73,5
170	55,0–69,5	58,0–72,5	60,5–75,0
172	56,0–71,0	59,0–74,0	62,0–77,0
174	57,5–72,5	60,5–75,5	63,5–78,5
176	59,9–74,5	61,0–76,5	64,5–79,5
178	60,0–76,0	63,5–79,0	66,5–82,5
180	61,5–78,0	64,5–81,0	68,0–84,0
182	63,0–79,5	65,0–83,0	69,5–86,0
184	64,5–81,5	67,5–84,5	71,0–88,0
186	65,5–83,0	69,0–86,5	72,5–90,0
188	67,0–85,0	70,5–88,5	74,0–92,0
190	68,5–86,5	72,0–90,5	76,0–94,0
192	70,0–88,5	73,5–92,0	77,5–96,0
194	71,5–90,5	75,5–94,0	79,0–98,0
196	73,0–92,0	77,0–96,0	80,5–100,0
198	74,5–94,0	78,5–98,0	82,5–102,0
200	76,0–96,0	80,0–100,0	84,0–104,0

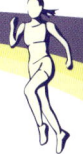

Idealbereich Männer			Adipös
Bis 24	25–50	Über 50	
19–24	20–25	21–26	> 30
Gewicht (kg)			
46,0–58,5	48,5–61,0	51,0–63,5	73,0
47,5–60,0	50,0–62,5	52,5–65,0	75,0
48,5–61,5	51,0–64,0	54,0–66,5	77,0
50,0–63,0	52,5–65,5	55,0–68,0	78,5
51,0–64,5	54,0–67,0	56,5–70,0	80,5
52,5–66,0	55,0–69,0	58,0–71,5	82,5
53,5–67,5	56,5–70,5	59,5–73,5	84,5
55,0–69,5	58,0–72,5	60,5–75,0	86,5
56,0–71,0	59,0–74,0	62,0–77,0	89,0
57,5–72,5	60,5–75,5	63,5–78,5	91,0
59,9–74,5	61,0–76,5	64,5–79,5	93,0
60,0–76,0	63,5–79,0	66,5–82,5	95,0
61,5–78,0	64,5–81,0	68,0–84,0	97,0
63,0–79,5	65,0–83,0	69,5–86,0	99,5
64,5–81,5	67,5–84,5	71,0–88,0	101,5
65,5–83,0	69,0–86,5	72,5–90,0	104,0
67,0–85,0	70,5–88,5	74,0–92,0	106,0
68,5–86,5	72,0–90,5	76,0–94,0	108,5
70,0–88,5	73,5–92,0	77,5–96,0	110,5
71,5–90,5	75,5–94,0	79,0–98,0	113,0
73,0–92,0	77,0–96,0	80,5–100,0	115,0
74,5–94,0	78,5–98,0	82,5–102,0	117,5
76,0–96,0	80,0–100,0	84,0–104,0	120,0

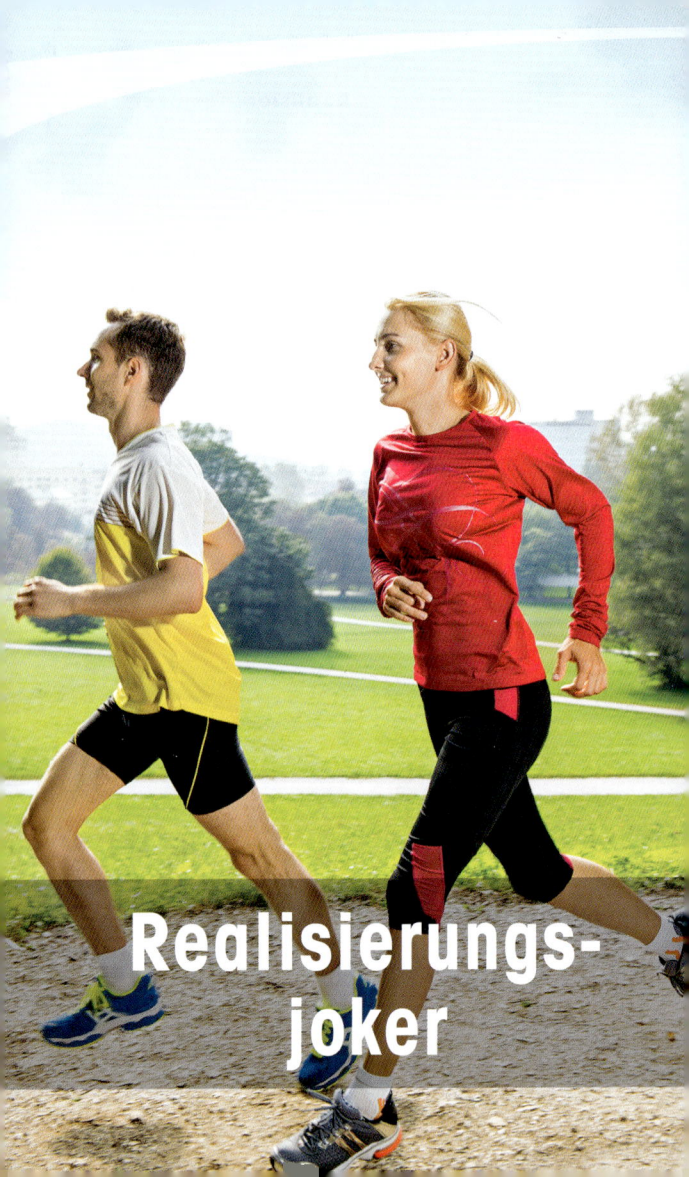

Realisierungs-joker

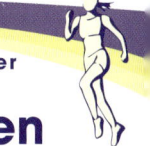

Gut essen mit Visionen

Menschen sind soziale Wesen und benötigen Geselligkeit, Gemeinschaft und das tägliche Miteinander. Gespräche mit Freunden wirken anregend auf das Gemüt. Obwohl Sie bei der Stoffwechseloffensive durch die vielen ausgesuchten Nährstoffe immer positiv angeregt werden, sollten Sie natürlich auch auf gute Sozialkontakte achten. Reden Sie mit Familie und Freunden über Ihre Stoffwechseloffensive und stecken Sie andere mit Ihrer Begeisterung an.

Die Stoffwechseloffensive braucht Gemeinschaft

Mit dem Mitteilen Ihrer Begeisterung erreichen Sie nämlich, dass Ihr Umfeld auch ernährungsbewusster und aktiver wird. So wie beim Sport eine starke Trainingsgruppe die einzelnen Sportler zu Höchstleistungen animiert, so wird ein motiviertes Umfeld Sie dabei unterstützen, Ihren Stoffwechselplan mit Freude durchzuführen und durchzuhalten.
Das soziale Umfeld wirkt motivierend. Wenn Sie überflüssige Pfunde verlieren wollen, ist es das Beste, wenn Sie sich mit schlankeren und aktiveren Menschen umgeben.

Ein aktives Umfeld

Für Ihren maximalen Erfolg in der Stoffwechseloffensive ist es somit das Optimale, wenn Sie beide Strategien einsetzen: Versuchen Sie mit Begeisterung einerseits Ihr eigenes Umfeld positiv zu beeinflussen, gehen Sie andererseits aber auch bewusst in ein neues Umfeld, z. B. in einen Fitnessclub, Sportverein oder Lauf- bzw. Walkingtreff.

Die Stoffwechseloffensive braucht Visionen

Für einen nachhaltigen Erfolg empfehlen wir Ihnen, unser Programm acht oder zwölf Wochen lang durchzuführen. Nach dieser Zeit haben Sie die Grundzüge der Stoffwechseloffensive zu stabilen Gewohnheiten in Ihrem Leben gemacht und Sie fallen nicht mehr so leicht in schlechte alte Gewohnheiten zurück. Stellen Sie sich vor, wie Sie nach vier, acht oder zwölf Wochen Stoffwechseloffensive aussehen. Sehen Sie vor Ihrem geistigen Auge, wie schön flach Ihr Bauch geworden oder um wie viel Ihr Hüftumfang zurückgegangen ist. Spüren Sie die Vitalität Ihrer Körperzellen. Sehen Sie sich, wie Sie sich schöne neue Kleidung aussuchen können, die zwei Nummern kleiner als bisher ist. Vielleicht setzen Sie sich sogar beim Sportprogramm ein anspruchsvolles Ziel. Die Teilnahme an einem Halbmarathon gar? Viele Läufer haben zunächst zu laufen begonnen, um Pfunde loszuwerden – und sind später sogar einen Marathon gelaufen!

Gestalten Sie ein Visionsbild, wie Sie sich nach der Stoffwechseloffensive fühlen, und hängen Sie das Bild so auf, dass Sie es jeden Tag mehrmals sehen können. Das hilft Ihnen, den »inneren Schweinehund« zu überwinden. Denn: Visionen werden umso schneller Realität, je mehr wir uns einem Ziel verschreiben.

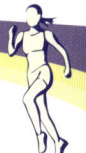

Realisierungsjoker

Das bringt Power

Jetzt geht es richtig los! Damit Sie die Mahlzeiten unserer Stoffwechseloffensive nachkochen und problemlos in Ihre tägliche Ernährung einbauen können, sollten Sie zunächst einmal sorgfältig einkaufen gehen: Folgende aktivierende Lebensmittel gehören ab sofort zur Standardausstattung Ihrer Küche.

Frische Kräuter

Da bei den meisten unserer Rezepte frische Kräuter eingesetzt werden, empfehlen wir, einige Kräuter im Topf auf dem Balkon oder auf der Fensterbank bereitzuhalten. Damit es schnell geht, besorgen Sie sich fertig vorgezogene Topfpflanzen, am besten pro Sorte gleich zwei, damit Sie kontinuierlich ernten können (bei Rosmarin und Salbei reicht je ein Topf). Bevorzugen Sie unbedingt frische Kräuter, aber Tiefkühlware bzw. getrocknete Kräuter sind immer noch besser als gar keine.

Diese frischen Kräuter sollten Sie zu Hause griffbereit haben:

- Schnittlauch
- Petersilie
- Basilikum
- Oregano
- Rosmarin
- Salbei
- Minze
- Maggikraut (Liebstöckel)

Gewürze und getrocknete Kräuter

- Pfeffer in der Mühle
- Chilipulver
- Getrocknete kleine Chilischoten (jeweils ca. fünf Millimeter lang)

- Fenchelsamen
- Kümmelsamen
- Zimtpulver
- Kurkumapulver
- Frische Ingwerwurzel
- Meerrettich (möglichst kein Sahnemeerrettich)
- Senf (scharf oder mittelscharf)
- Dill (getrocknet oder frisch)
- Kräutermischungen: Scharfmachergewürz- und Blütenmischung (aus dem Bioladen), italienische Kräuter, Asiagewürzmischung
- Kumin (Kreuzkümmel)

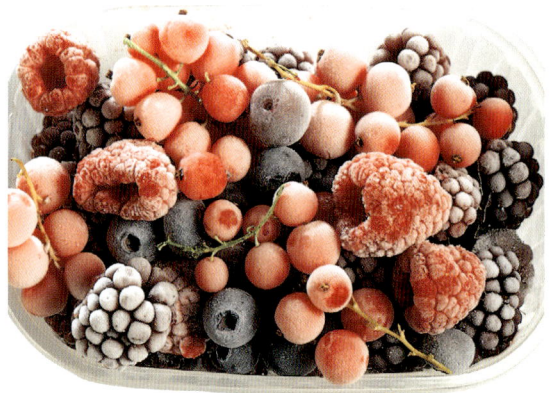

Nach dem Ernten ab in den Froster: die schonendste Konservierungsmethode überhaupt für Lebensmittel.

Hochwertige Pflanzenöle und -fette

- Olivenöl extra vergine (erste Pressung, aus kontrolliert biologischem Anbau)
- Macadamiaöl
- Speiseleinöl

Gemüse

- Zwiebeln
- Knoblauch
- 2 Schalen frische Sprossen
- Frische Keimlinge
- Als Tiefkühlkost: je 1 Beutel Erbsen* und Mais*

Obst

- Bananen
- Himbeeren*
- Erdbeeren*
- Heidelbeeren*
- Waldbeerenmix*

* Tiefkühlkost wird erntefrisch eingefroren. Beim Einfrieren gehen fast keine Nährstoffe verloren. Tiefgekühlte Beeren, Erbsen oder Maiskörner enthalten deshalb mehr Nährstoffe als Obst und Gemüse, das einige Tage im Laden oder bei Ihnen zu Hause gelagert wurde. Somit steht bei Tiefkühlkost Ihrer Stoffwechseloffensive alles zur Verfügung, was Sie von der Natur brauchen.

Eiweiß- und Vitalstoffspender

- Quark
- Buttermilch
- Naturjoghurt (3,5 % Fettgehalt)
- Mandelmehl
- Walnüsse
- Vollkornhaferflocken
- Hanfnüsse
- Kakaopulver (entölt)

- Milch (3,5 % Fettgehalt)
- Mandelbutter

Kohlenhydratspender

- Vollkorndinkelbrot aus Natursauerteig
- Rote-Bete-Saft
- Sanddorn-Orangen-Fruchtsauce

Für Naschkatzen

- Schokolade (bevorzugt dunkle Schokolade, einzeln abgepackt in kleinen Stücken, mit einem Kakaoanteil von mindestens 70 %). Das sind echte Wirkstoffbringer, im Gegensatz zur normalen Zuckerschokolade mit geringerem Kakaogehalt.
- Nuss-Nougat-Aufstrich ohne gehärtete Pflanzenöle. Unser Tipp: Verdoppeln Sie die Wirkung der Kakao-bestandteile, indem Sie etwas frisch gemahlenen Pfeffer auf Ihr Nuss-Nougat-Brot streuen. Auch dünne Ingwer-scheiben und einige Chiliflocken machen daraus einen leckeren und lange wirksamen Stoffwechselaktivator.

Milchersatzprodukte (z.B. bei Laktoseintoleranz)

- Reismilch (natur)
- Hafermilch (natur)
- Mandelmilch

Mandelmilch können Sie aus Mandelmehl und Wasser leicht selbst herstellen. Sie enthält am meisten Eiweiß und am we-nigsten schlappmachende Kohlenhydrate unter den Milch-ersatzprodukten.

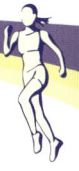

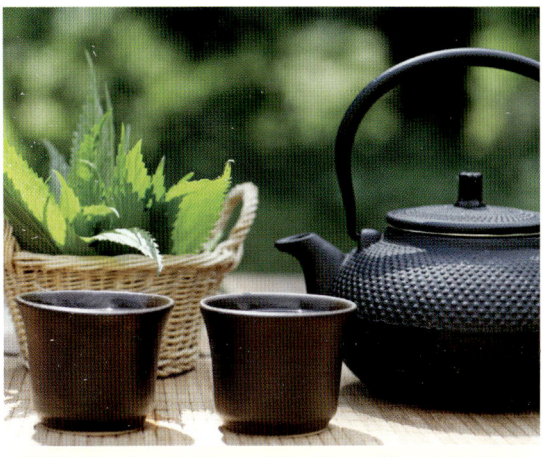

Machen Sie neben Wasser ungesüßten Tee zum Standardgetränk.

Weitere Lebensmittel für Ihre Stoffwechseloffensive

- Jodsalz
- Meersalz
- Grüner Tee
- Brennnesseltee

Außerdem

Bei der Stoffwechseloffensive gibt es viele aktivierende Frühstücksdrinks. Für die Zubereitung benötigen Sie einen guten Mixer (Blender). Wenn Sie noch keinen haben – diese Anschaffung wird sich lohnen!

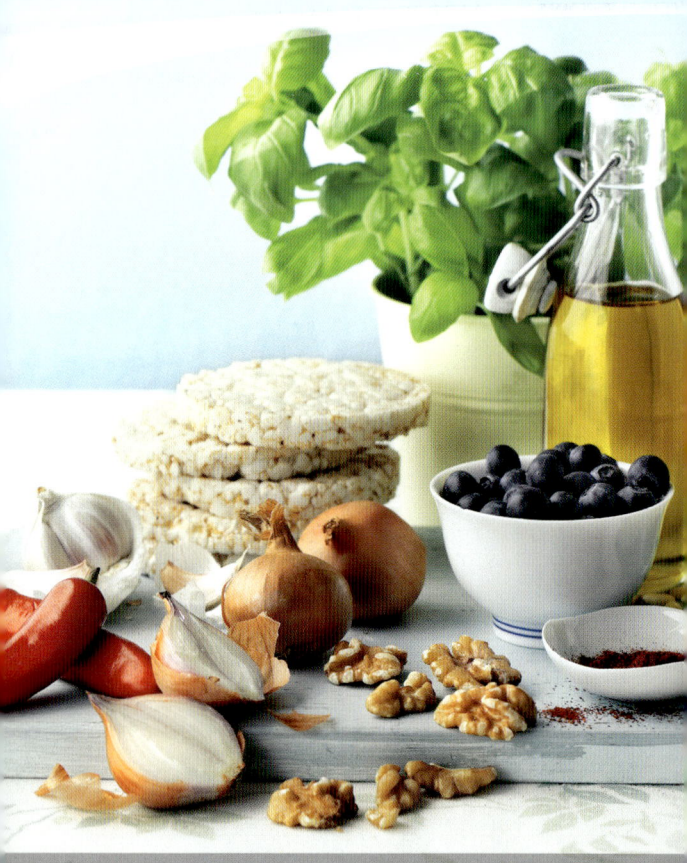

Rezepte voller Power

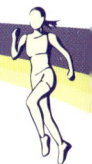

Stoffwechseloffensive

Wir haben Ihnen hier zwei vollständige Wochen mit stoffwechselaktivierenden Mahlzeiten zusammengestellt. Machen Sie diesen Plan zwölf Wochen lang. Sobald Sie das System der stoffwechselaktivierenden Mahlzeiten verinnerlicht haben, können Sie auch eigene Rezepte einbauen.

Wichtige Spielregeln

- Damit Ihr Stoffwechsel richtig in Schwung kommt, ist ein aktivierendes Frühstück oder ein Drink unerlässlich. Nur Brot mit Honig oder Marmelade passt nicht in die Lauf-Diät. Die Drinks können Sie auch schon abends zubereiten und über Nacht in den Kühlschrank stellen.
- Die zwei anderen Mahlzeiten des Tages sind ebenfalls zackig zubereitet. Wählen Sie die Abfolge dieser beiden Mahlzeiten so, wie es für Sie am besten in Ihren Tagesablauf passt. Sie können somit die Mittags- mit der Abendmahlzeit tauschen.
- Falls einmal der Hunger größer ist als die Mahlzeit, dann gönnen Sie sich einfach noch ein Glas Gemüse- bzw. Tomatensaft oder eine Gemüsebrühe.
- Sie haben immer zu Hause: Dinkelvollkornbrot.
- Zwischen den Mahlzeiten trinken Sie bitte ausreichend – mindestens jeweils einen halben Liter in Form von reinem Wasser, grünem Tee, Brennnesseltee, Saftschorle (Mischungsverhältnis 3 : 1) und Gemüsebrühe.
- Infos zu den Bewegungstagen bzw. Ihr Gymnastikprogramm finden Sie auf Seite 115ff. bzw. 142ff.

Woche 1 | Tag 1 – Montag

Himbeer-Banane-Drink

Für 2 Portionen: 250 g Naturjoghurt (3,5 % Fett) | 150 ml kaltes Wasser | 1 reife Banane, mittelgroß, geschält | 25 g frischer Ingwer, geschält und in Scheiben geschnitten | 125 g Quark | 1 gestrichener TL Zimtpulver | 10 g Mandelmehl | 150 g TK-Himbeeren | 1 Prise Chilipulver | 1 TL Speiseleinöl | 4 EL Sanddorn-Orangen-Fruchtsauce
Zubereitungszeit: ca. 10 Minuten

1 Alle Zutaten in der genannten Reihenfolge in einen Mixer (Blender) geben. Diese Reihenfolge schont den Antrieb des Mixers.

2 Alles 2 bis 3 Minuten gut durchmixen.

Tipp 1 *Zu dem Drink sollten Sie noch zusätzliche Flüssigkeit aufnehmen: 1 Tasse Kaffee und 1 Glas Wasser oder 2 Tassen grünen Tee oder 2 Gläser Wasser.*

Tipp 2 *Damit Sie bis zum Mittag satt sind, essen Sie 2 Scheiben Dinkelvollkornbrot (siehe Spielregeln auf Seite 59) mit 2 Scheiben Käse – bevorzugt Edamer oder Gouda, da diese Käsesorten besonders chromreich sind (alternativ: 2 Scheiben roher oder gekochter Schinken).*

Info *Auch eine Gemüsebrühe mit ein paar Streifen Ingwer und etwas frischen Kräutern sättigt, wärmt, aktiviert und trägt zur positiven Flüssigkeitsbilanz bei.*

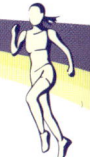

Mittagessen

Kräuterquark mit Gemüsestiften und Vollkornbrot

Für 2 Portionen: 250 g Magerquark | 20 g Speiseleinöl | 3 EL frische Kräuter, klein gehackt (z. B. Petersilie, Schnittlauch, Majoran, Salbei) | 1 Knoblauchzehe, klein gehackt | 1/2 kleine Zwiebel, sehr fein geschnitten | 1 TL Meerrettich | je 3 Messerspitzen Kräutersalz und Pfeffer aus der Mühle | 1 Messerspitze Chilipulver | gemischtes Gemüse (z. B. Karotten, Kohlrabi, Gurken, Zucchini, Sellerie oder Tomaten) | 4–6 Scheiben Dinkelvollkornbrot | 250–500 ml Rote-Bete-Saft
Zubereitungszeit: ca. 15 Minuten

1 Alle Zutaten für den Quark gut mischen.

2 Je nach Vorliebe essen Sie von dem Gemüse so viel Sie möchten. Dazu essen Sie Dinkelvollkornbrot, und zwar 2 bis 3 Scheiben (3 Scheiben, wenn Sie ein Mann sind, da Sie einen größeren Grundumsatz haben – 2 Scheiben, wenn Sie eine Frau sind), vom Rote-Bete-Saft gönnen Sie sich mindestens 250 und maximal 500 Milliliter.

Tipp 1 *Vor dem Essen Wasser/stilles Mineralwasser trinken.*

Tipp 2 *Zur Erfrischung von Atem und Geist sowie für eine gute Verdauung kauen Sie einige Fenchel- oder Kümmelsamen nach dem Essen.*

Dessert oder Zwischenmahlzeit **Zwetschgenkuchen & Tee**

- 1 kleines Stück Zwetschgenkuchen (TK-Ware ohne gehärtete Fettsäuren, Pflaumenanteil mehr als 50 %. Eine noch bessere Wahl: frisch vom Bäcker und mit Dinkelboden. Ist aber schwierig zu bekommen.)

- 1 Tasse grüner Tee oder Kaffee

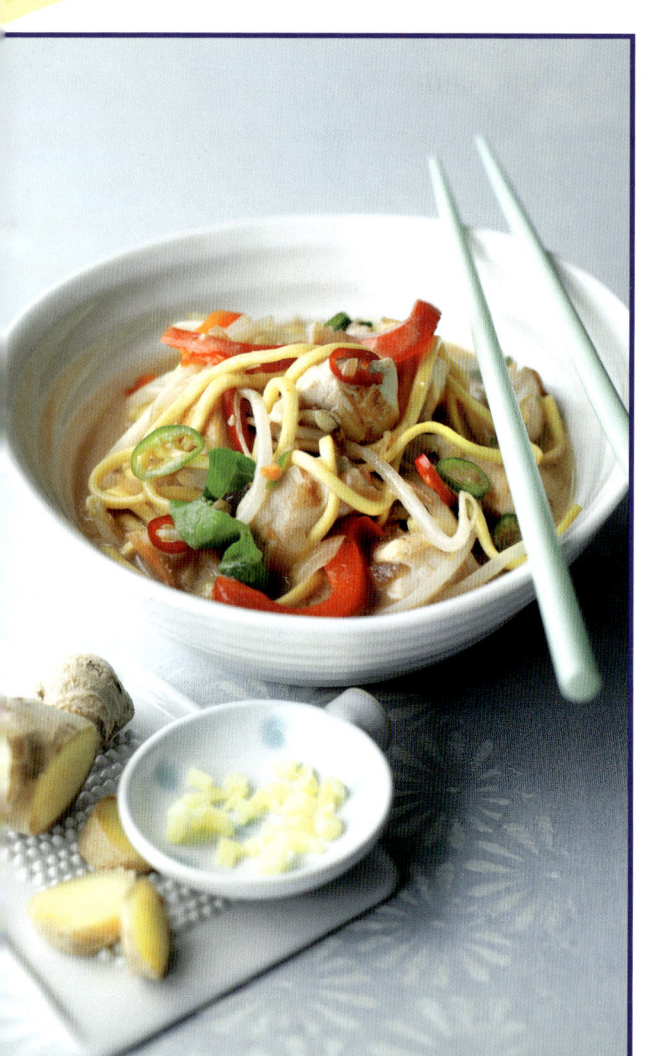

Abendessen

Thai-Gemüsepfanne

Für das Abendessen (2 Portionen): 1 Zwiebel | 2 EL Bio-kokosöl | 100 g Biohähnchenbrust | 1/2 Packung TK-Wokgemü-se | etwas frischer Ingwer | 200 ml Kokosmilch | 125 g Thai-Reis-nudeln | 1–2 EL Sojasauce | etwas Asiagewürzmischung
Zubereitungszeit: ca. 30 Minuten

Für das Dessert (1 Portion): 150 g Fruchtjoghurt (mittlerer Fett-gehalt: ca. 3,5 %) | 1/4 TL Zimtpulver | 1/2 TL Kurkumapulver 1 cm frischer Ingwer, klein gehackt
Zubereitungszeit: ca. 3 Minuten

1 Die abgezogene Zwiebel klein würfeln und 5 Minuten ru-hen lassen.

2 Das Kokosöl erhitzen und die Zwiebel darin goldgelb an-braten. Die gewaschene und trockengetupfte Hähnchen-brust in mundgerechte Stücke schneiden, dazugeben und kurz anbraten. Das Wokgemüse gefroren dazugeben und al-les bei schwacher Hitze 5 Minuten garen lassen.

3 Den geschälten Ingwer klein würfeln und dazugeben, al-les mit 150 Millilitern Wasser und Kokosmilch aufgießen. Thainudeln dazugeben und 5 bis 7 Minuten köcheln lassen.

4 Die Sojasauce dazugeben und alles mit Asiagewürzmi-schung abschmecken. Sie können den Thermogeneseeffekt erhöhen, wenn Sie mit Chili und/oder Curry würzen.

Tipp *Vor dem Essen Wasser/stilles Mineralwasser trinken.*

Dessert **Gewürzjoghurt**

Alle Zutaten gut miteinander mischen.

Zur Mahlzeit 2 Gläser Flüssigkeit (Brennnesseltee, Wasser, leichte Saftschorle).

Woche 1 | Tag 2 – Dienstag

Heidelbeer-Banane-Drink

Für 2 Portionen: 250 mg Naturjoghurt (3,5% Fett) I 150 ml kaltes Wasser I 100 g Banane I 100 g Heidelbeeren I 25 g Ingwerwurzel 1 TL Zimtpulver I 1 Prise Chilipulver I 1 Prise Pfeffer aus der Mühle 1 EL Mandelmehl I 1 EL Fruchtsauce I 125 g Quark I 1 TL Speiseleinöl I 1 TL Kurkumapulver I 4 EL Sanddorn-Orangen-Fruchtsauce
Zubereitungszeit: ca. 10 Minuten

1 Zutaten in der genannten Reihenfolge bis auf das Speiseleinöl und Kurkuma in einen Mixer (Blender) geben.

2 Speiseleinöl und Kurkuma in eine kleine Tasse geben, glatt rühren und in den Mixer geben. Alles 2 bis 3 Minuten gut durchmixen.

Tipp 1 *Als zweiten Gang gibt es 150 Gramm Dinkelvollkornbrot mit 10 Gramm Butter und 70 Gramm Käse (z. B. Emmentaler, 45 % Fettgehalt).*

Tipp 2 *Als dritten Gang gibt es 200 Milliliter Vollmilch für den Milchkaffee bzw. Cappuccino oder den Drink.*

Mittagessen
Energieteller mit Thunfisch oder Schafskäse

Für die Hauptspeise (1 Portion): 1 Handvoll Blattsalat der Saison | 2 Radieschen | 3 Cocktailtomaten | 50 g Thunfisch in Wasser | alternativ: 50 g Schafskäse | 1 EL Aceto balsamico | 1 EL Oliven- oder Rapsöl | Pfeffer aus der Mühle | Salz | 1 EL Schnittlauch 1 EL frische Keimlinge | 2 Scheiben Vollkornbrot oder 1 Scheibe und 1 helles Brötchen
Zubereitungszeit: ca. 15 Minuten

Für das Dessert (1 Portion): 100 g rote Grütze | 1/2 TL Zimtpulver | 1/2 TL Kurkumapulver | 1 Messerspitze Chilipulver | Pfeffer aus der Mühle | 1–2 cm frischer Ingwer, klein gehackt
Zubereitungszeit: ca. 5 Minuten

1 Blattsalat waschen, putzen und auf einem großen Teller mit den gewaschenen und geschnittenen Radieschen und Cocktailtomaten liebevoll anrichten.

2 Den Thunfisch oder Schafskäse darübergeben. Mit Aceto balsamico, Öl, Pfeffer und Salz würzen. Mit fein geschnittenem Schnittlauch und Keimlingen bestreuen.

Tipp *Vor dem Essen Wasser/stilles Mineralwasser trinken.*

Dessert **Rote Grütze »feurig«**

Alle Zutaten gut miteinander vermengen.

Zur Mahlzeit 3 Gläser Wasser oder aktiviertes, stilles Mineralwasser (mit 1 Scheibe Zitrone oder Orange und 5 Ingwerscheiben).

Tipp *Isst man Naschereien immer direkt nach einer Mahlzeit, wird weniger dick machendes Insulin ausgeschüttet.*

Schnelle Pasta rot-grün mit Mozzarellatomaten

Für 2 Portionen: Für die Beilage 4 Tomaten | 1 Kugel Mozzarella | ca. 30 Blätter Basilikum | Pfeffer aus der Mühle | Kräutersalz | 1 EL Olivenöl | 1 EL Aceto balsamico | **Für die Nudeln** 160–200 g Dinkeleiernudeln | 2 Knoblauchzehen | 2 Bund frische Kräuter (Petersilie, Oregano, Basilikum) | 4 kleine Tomaten 4 EL Butterschmalz | Pfeffer aus der Mühle | Salz
Zubereitungszeit: ca. 20 Minuten

1 Für die Beilage die gewaschenen Tomaten und den Mozzarella in Scheiben schneiden und beides dekorativ auf einen Teller schichten. Die Basilikumblätter darüberlegen, alles mit Pfeffer und Kräutersalz würzen und mit Öl und Essig beträufeln.

2 Die Nudeln nach Packungsanweisung garen und abgießen.

3 Den abgezogenen Knoblauch fein hacken. Kräuter und Tomaten waschen, die Kräuter grob hacken, die Tomaten grob würfeln. In einer Pfanne mit Butterschmalz andünsten und mit Pfeffer und Salz abschmecken. Die gekochten Nudeln dazugeben und kurz darin schwenken.

4 Dazu passt hervorragend und ist genehmigt 1 Glas Rotwein. Wenn Sie keinen Wein trinken wollen, gönnen Sie sich 1 Glas frisch gepressten Orangensaft.

Tipp 1 *Vor dem Essen Wasser /stilles Mineralwasser trinken.*

Tipp 2 *Je nach Belieben: 1 Espresso oder 1 Cappuccino und 1 kleines Stück Schokolade oder 1 Keks.*

Zur Mahlzeit 2 Gläser Flüssigkeit (Brennnesseltee, Wasser, leichte Saftschorle).

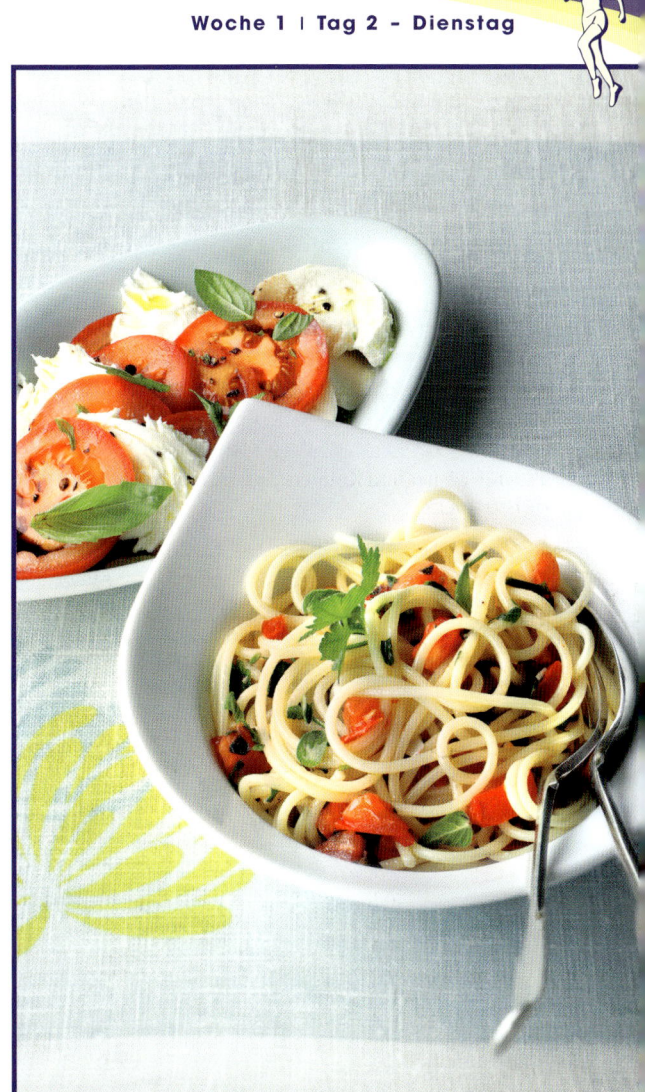

Woche 1 | Tag 3 – Mittwoch

Frühstück
Schoko-Banane-Drink

Für 2 Portionen: 200 ml Mandel- oder Reismilch I 150 ml kaltes Wasser I 1 reife Banane I 2 TL Kakaopulver I 25 g Ingwerwurzel, geschält und in Scheiben geschnitten I 1 TL Zimtpulver I 1 Prise Chilipulver I 125 g Quark I 3 EL Honig
Zubereitungszeit: ca. 10 Minuten

1 Zutaten in der genannten Reihenfolge bis auf das Speiseleinöl und Kurkuma in einen Mixer (Blender) geben.

2 Speiseleinöl und Kurkuma in eine kleine Tasse geben, glatt rühren und in den Mixer geben. Alles 2 bis 3 Minuten gut durchmixen.

Tipp 1 *Als zweiten Gang gibt es 100 Gramm Vollkornbrot mit 20 Gramm Butter und 50 Gramm Marmelade oder Honig (eventuell mit Ingwerscheiben belegt).*

Tipp 2 *Als dritten Gang gibt es 200 Milliliter Vollmilch für den Milchkaffee bzw. Cappuccino oder den Drink.*

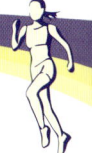

Mittagessen
Gefüllte Kräuterpfannkuchen

Für 2 Portionen: 2 Eier I 250 ml Milch (3,5 % Fett) I 100 g Mehl (Type 1050) I 1 TL Backpulver I 1 Bund frische Kräuter, gehackt 2 Frühlingszwiebeln I 3–4 mittelgroße Tomaten I 50 g Fetakäse 2 EL Würzhefe I Salz I Pfeffer aus der Mühle I 2 EL Oliven- oder Bratöl mit Buttergeschmack
Zubereitungszeit: ca. 35 Minuten

1 Eier, Milch, Mehl und Backpulver zu einem Teig mischen, die gehackten Kräuter unterrühren.

2 Frühlingszwiebeln in kleine Ringe, Tomaten und Fetakäse in Würfel schneiden, zu einem Salat mischen und mit Würzhefe, Salz und Pfeffer abschmecken.

3 Eine große Bratpfanne mit ½ Esslöffel Öl auf mittlerer Stufe erhitzen.

4 Wenn das Öl heiß ist, 1 Schöpflöffel Teig in die Pfanne geben. Pfannkuchen wenden, wenn er goldgelb geworden ist. Insgesamt 4 Pfannkuchen mit je ½ Esslöffel Öl backen.

5 Die fertigen Pfannkuchen mit dem Salat füllen und rasch servieren.

Tipp *Das Bratöl in der Pfanne sollte nicht rauchen, da sich sonst die aktivierenden Fettsäuren umlagern und Ihre Gesundheit schädigen können.*

Floridasalat

Für 2 Portionen: 160 g fettarmes Rindersteak | Pfeffer aus der Mühle | Scharfmachergewürz | Knoblauchpulver | 2 EL Olivenöl 200 g Honigmelone, Papaya oder Mango | 2 Tomaten | 1 Paprikaschote (gelb, orange oder rot) | 200 g grüner gemischter Salat **Für die Salatsauce** 1/2 Zwiebel | 1 kleine Knoblauchzehe | Saft von 1/2 Limette | 4 EL Orangensaft | 2 EL Olivenöl | 1 TL Tomatenmark 1 TL Senf | etwas Meerrettich | 1 EL Würzhefe | 1 TL Honig | frischer Koriander, gehackt
Zubereitungszeit: ca. 30 Minuten

1 Das Rindfleisch in grobe Stücke schneiden, mit Pfeffer, Scharfmachergewürz und Knoblauch würzen. Das Olivenöl auf mittlerer Stufe in einer Pfanne erhitzen und das Fleisch darin von allen Seiten gut anbraten.

2 Melone, Papaya oder Mango, Tomaten und Paprika in kleine Würfel schneiden und mit dem grünen Salat in einer großen Schüssel mischen.

3 Für die Salatsauce Zwiebel und Knoblauch abziehen und klein hacken. Mit den übrigen Zutaten für die Sauce vermischen, das Dressing über den Salat geben.

4 Salat auf 2 großen Tellern verteilen und die warmen Fleischstücke darauflegen.

Tipp *Salatblätter sollten immer als ganzes Blatt gewaschen werden. Bei klein geschnittenem Salat werden zu viele Nährstoffe ausgespült.*

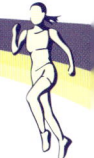

Woche 1 | Tag 4 – Donnerstag

Frühstück

Schoko-Banane-Drink

Für 2 Portionen: 200 ml Mandel- oder Reismilch | 150 ml kaltes Wasser | 1 reife Banane | 2 TL Kakaopulver | 25 g Ingwerwurzel, geschält und in Scheiben geschnitten | 1 TL Zimtpulver | 1 Prise Chilipulver | 125 g Quark | 3 EL Honig
Zubereitungszeit: ca. 10 Minuten

1 Alle Zutaten in der genannten Reihenfolge in einen Mixer (Blender) geben.

2 Alles 2 bis 3 Minuten gut durchmixen.

Tipp 1 *Zu dem Drink können Sie 1 Tasse Kaffee und 1 Glas Wasser oder 2 Tassen grünen Tee trinken.*

Tipp 2 *Damit Sie bis zum Mittag satt sind, essen Sie 2 Scheiben Dinkelvollkornbrot (siehe Spielregeln auf Seite 59) mit 2 Scheiben Käse – bevorzugt Edamer oder Gouda, da diese Käsesorten besonders chromreich sind (alternativ: 2 Scheiben roher oder gekochter Schinken).*

Info *Nase voll von Dinkelvollkornbrot? Sie können sich zwischendurch zum Frühstück auch eine Breze oder noch besser 2 wachsweiche Eier gönnen.*

Drei-Gänge-Menü

Für die Vorspeise (2 Portionen): 1 reife Avocado, geschält und entkernt | 3 EL Naturjoghurt (3,5 % Fett) | 1 TL Senf | 2 Knoblauchzehen, durchgepresst | Saft von 1/2 Zitrone | 1/2 Bund Petersilie 1 große Messerspitze Pfeffer | 1 TL gekörnte Brühe | 1 TL Chilipulver | 1 TL Speiseleinöl | je 1 Salatgurke, Karotte, Kohlrabi und rote Paprikaschote
Zubereitungszeit: ca. 10 Minuten

Für die Hauptspeise (2 Portionen): 100 g Dinkelkeimlinge (alternativ: 4 EL Mandelmehl oder 6 EL Haferflocken) | 300 g Naturjoghurt (3,5 % Fett) | 2 Bananen, mit einer Gabel zerdrückt und etwas aufgeschlagen | 150 g Erdbeeren oder Himbeeren | 2 cm frischer Ingwer, geschält und gerieben | 1/2 TL Zimtpulver
Zubereitungszeit: ca. 5 Minuten

Für das Dessert (1 Portion): 150 ml kalte Vollmilch (3,5 % Fett) 2 TL Kakaopulver | 1 TL Honig oder Zucker | 1/4 TL Zimtpulver 1/4 TL Kurkumapulver | 1 Messerspitze Chilipulver | etwas frischer Pfeffer aus der Mühle
Zubereitungszeit: ca. 5 Minuten

Vorspeise Avocadodip mit Gemüsesticks

1 Avocadofleisch, Joghurt, Senf, Knoblauch, Zitronensaft und gehackte Petersilie in eine Schüssel geben und alles mit dem Stabmixer pürieren. Pfeffer, gekörnte Brühe, Chilipulver und Öl dazugeben und gründlich untermengen.

2 Das Gemüse in mundgerechte Stifte schneiden und mit dem Dip genießen.

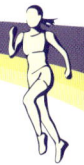

Tipp 1 *Vor dem Essen Wasser/stilles Mineralwasser trinken.*

Tipp 2 *Zur Erfrischung von Atem und Geist sowie für eine gute Verdauung kauen Sie einige Fenchel- oder Kümmelsamen nach dem Essen.*

Süße Hauptspeise
Dinkelkeimlinge in Joghurt und Banane

Alle Zutaten in eine Schüssel geben und miteinander vermengen.

Dessert Feuerschokolade

1 Die Milch mit dem Kakao glatt rühren und langsam erhitzen.

2 Den Honig oder Zucker dazugeben, ebenso Zimt, Kurkuma, Chili und Pfeffer.

Zur Mahlzeit 3 Gläser Wasser oder aktiviertes, stilles Mineralwasser (mit 1 Scheibe Zitrone oder Orange und 5 Ingwerscheiben).

Tipp *Die Feuerschokolade sollte auch das erste Mittel sein, wenn sich eine Erkältung ankündigt. Dafür verdoppeln Sie einfach die Chilipulvermenge.*

Champignon-Brokkoli-Pfanne mit Naturreis

Für 2 Portionen: 1 Tasse Naturreis | 2 Zwiebeln, mittelgroß 400 g Champignons | 2 Knoblauchzehen | 200 g Brokkoli 2 cm frischer Ingwer | 3 EL Biokokosöl | Kräutersalz | Pfeffer aus der Mühle | etwas Chilipulver | 2 EL frische Kräuter, fein gehackt 4 EL fettarmer, kerniger Frischkäse | 2 EL Walnüsse in kleinen Stücken
Zubereitungszeit: ca. 60 Minuten

1 Den Reis mit etwas mehr als der doppelten Wassermenge so lange köcheln lassen, bis das Wasser aufgesogen und der Reis weich ist (ca. 35 bis 40 Minuten).

2 In der Zwischenzeit die Zwiebeln abziehen, klein schneiden und 5 Minuten ruhen lassen. Die Pilze waschen, putzen und klein schneiden. Den abgezogenen Knoblauch fein hacken und 5 Minuten ruhen lassen. Den Brokkoli waschen und putzen, den Ingwer schälen und klein schneiden. Den Brokkoli 3 Minuten dämpfen.

3 Das Öl in einer großen Pfanne erhitzen und die Zwiebeln glasig dünsten. Dann Ingwer, Knoblauch und Pilze dazugeben und für 5 Minuten mitbraten. Reis und Brokkoli in die Pfanne geben und alles gut durchmengen, ein paar Minuten weiterbraten.

4 Mit Kräutersalz, Pfeffer, Chili und frischen Kräutern abschmecken, in Teller füllen, den Frischkäse darübergeben, mit den Walnüssen bestreuen und rasch servieren.

Tipp 1 *Vor dem Essen Wasser/stilles Mineralwasser trinken.*

Tipp 2 *Als Dessert gibt es Feuriges: 1 Stück dunkle Chilischokolade. Toppen können Sie Ihr Geschmackserlebnis, wenn Sie*

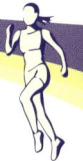

auf das Schokoladenstück noch eine hauchdünne Scheibe frischen Ingwer legen.

Zur Mahlzeit 2 Gläser Flüssigkeit (Brennnesseltee, Wasser, leichte Saftschorle).

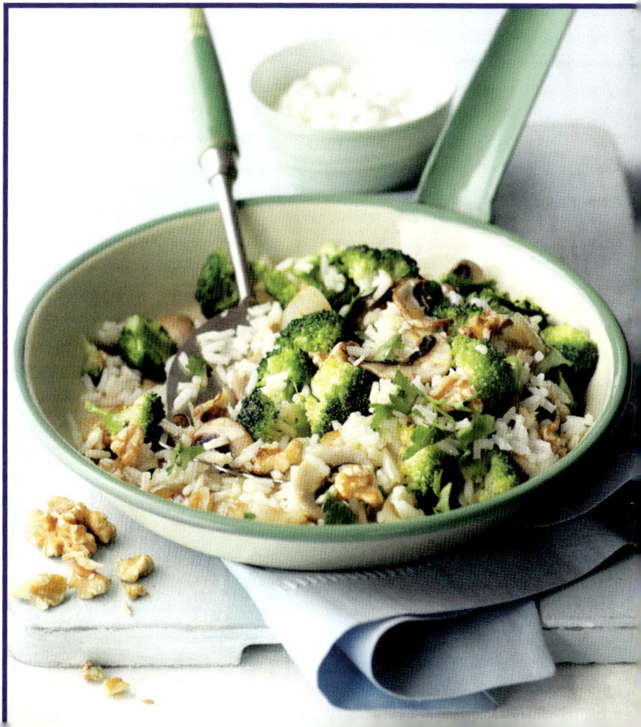

Woche 1 | Tag 5 – Freitag

Erdbeer-Banane-Drink

Für 2 Portionen: 200 ml Reismilch | 150 ml kaltes Wasser | 1 reife Banane, mittelgroß | 25 g frischer Ingwer, geschält und in Scheiben geschnitten | 125 g Quark | 150 g TK-Erdbeeren | 1 gestrichener TL Zimtpulver | 1 Prise Chilipulver | 4 EL Sanddorn-Orangen-Fruchtsauce
Zubereitungszeit: ca. 10 Minuten

1 Alle Zutaten in der genannten Reihenfolge in einen Mixer (Blender) geben.

2 Alles 2 bis 3 Minuten gut durchmixen.

Tipp 1 *Zu dem Drink sollten Sie noch zusätzliche Flüssigkeit aufnehmen: 1 Tasse Kaffee und 1 Glas Wasser oder 2 Tassen grünen Tee oder 2 Gläser Wasser.*

Tipp 2 *Damit Sie bis zum Mittag satt sind, essen Sie 2 Scheiben Dinkelvollkornbrot (siehe Spielregeln auf Seite 59) mit 2 Scheiben Käse – bevorzugt Edamer oder Gouda, da diese Käsesorten besonders chromreich sind (alternativ: 2 Scheiben roher oder gekochter Schinken).*

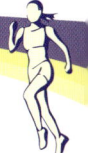

Mittagessen
Zwiebelsuppe à la Dr. Feil

Für die Hauptspeise (2 Portionen): 3 große Zwiebeln
1 Knoblauchzehe | 2 EL Walnüsse | 25 g frische Kräuter | 2 cm
frischer Ingwer, geschält | 3 EL Butterschmalz | 100 g TK-Erbsen
750 ml Wasser | 2 TL gekörnte Brühe | 1 TL Meerrettich
2 EL Sojasauce | Pfeffer aus der Mühle | frisch geriebene Muskat-
nuss | 8 Scheiben Baguette | 100 g Schafskäse | 4 hart gekochte Eier
Zubereitungszeit: ca. 30 Minuten

Für das Dessert (2 Portionen): 200 g Naturjoghurt (3,5 %
Fett) | Pfeffer aus der Mühle | 2 Messerspitzen Chilipulver | 20 frische
Minzeblätter, gehackt | 8 EL rote Grütze | 2 frische Minzeblätter
Zubereitungszeit: ca. 5 Minuten

1 Zwiebeln und Knoblauch abziehen und klein schneiden,
Walnüsse und Kräuter hacken, den Ingwer klein schneiden.

2 Butterschmalz in einem Topf erhitzen, Zwiebeln hinein-
geben und glasig dünsten. Knoblauch, Nüsse, Ingwer und
Erbsen dazugeben, mit dem Wasser aufgießen und alles zum
Kochen bringen. Brühe und Meerrettich dazugeben. Mit
Sojasauce und den Gewürzen abschmecken und servieren.
Die gehackten Kräuter auf den Tisch stellen und über die
Suppe streuen. Dazu das Brot mit Käse und Eiern reichen.

Dessert Gaumenfreude mit Minze

Joghurt mit Pfeffer, Chili und gehackter Minze glatt rühren
und in 2 Schälchen geben. In die Mitte je 4 Esslöffel rote
Grütze geben. Mit je 1 Minzeblatt dekorieren.

Zur Mahlzeit 3 Gläser Wasser oder aktiviertes, stilles Mineralwasser (mit 1 Scheibe Zitrone oder Orange und 5 Ingwerscheiben).

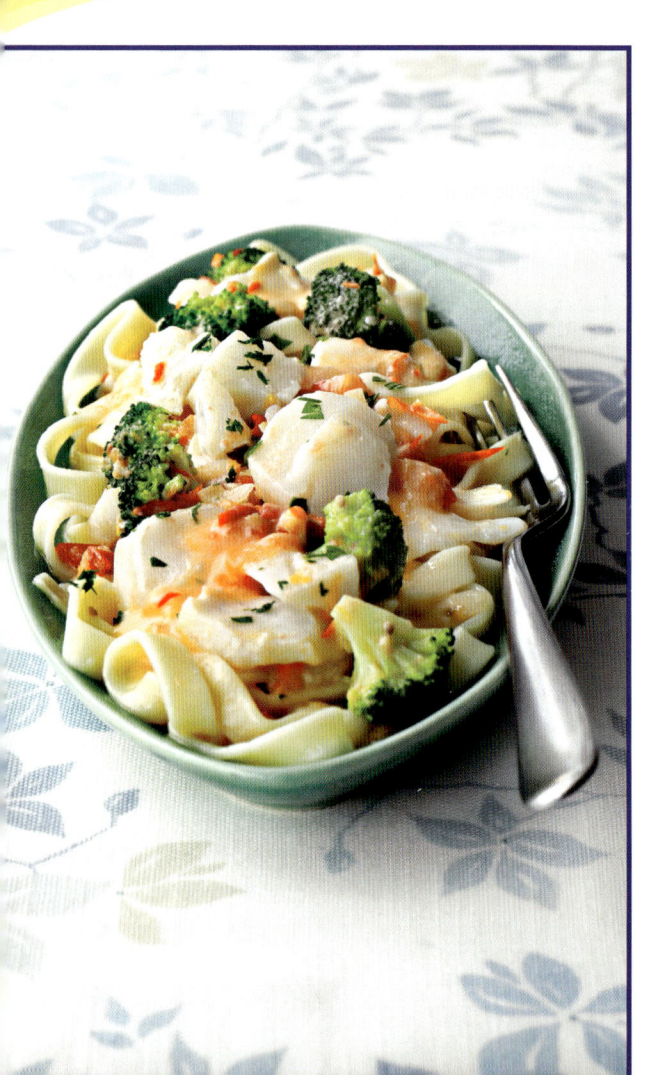

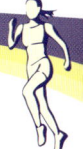

Abendessen

Seelachs-Gemüse-Pfanne

Für die Hauptspeise (2 Portionen): 160 g Dinkeleiernudeln | 200 g Brokkoli | 1 kleine Zwiebel | 2 EL Biokokosöl | 200 g Tomaten | 2 cm frischer Ingwer | Pfeffer aus der Mühle | Salz | 1 Knoblauchzehe, durchgepresst | 200 ml Kokosmilch | 150 g Seelachsfilet | etwas frische Petersilie, klein gehackt | 1 Blatt Liebstöckel, klein gehackt
Zubereitungszeit: ca. 35 Minuten

Für das Dessert (2 Portionen): 2 Scheiben frische Ananas | etwas Scharfmachergewürz
Zubereitungszeit: ca. 5 Minuten

1 Nudeln nach Packungsanweisung in Salzwasser kochen.

2 Den gewaschenen und geputzten Brokkoli in Röschen zerteilen und kurz blanchieren. Die abgezogene Zwiebel fein würfeln, 5 Minuten ruhen lassen, anschließend im heißen Kokosöl goldgelb anbraten.

3 Die Tomaten und den Ingwer sehr fein würfeln und dazugeben, alles mit Pfeffer, Salz und Knoblauch würzen. Die Kokosmilch dazugeben und alles zum Köcheln bringen.

4 Den gewaschenen und trockengetupften Seelachs in Würfel schneiden und auf die Sauce legen, etwa 5 Minuten mitköcheln lassen. Vor dem Servieren mit Petersilie und Liebstöckel bestreuen und die Nudeln dazu reichen.

Tipp *Vor dem Essen Wasser/stilles Mineralwasser trinken.*

Dessert **Scharfe Ananas**

Die Ananas in Stücke schneiden und mit Scharfmachergewürz bestreuen.

Zur Mahlzeit 2 Gläser Flüssigkeit (Brennnesseltee, Wasser, leichte Saftschorle).

Woche 1 | Tag 6 – Samstag

Frühstück
Haferschmaus

Für 2 Portionen: 100 g Biohaferkörner | 200 ml heißes, nicht mehr kochendes Wasser | 1 Banane, mittelgroß | 150 g frische Beeren (alternativ: 1 kleiner Apfel oder 1 Orange oder 1 Mandarine) 200 g Hüttenkäse | 2 EL Fruchtsauce oder Honig | etwas Zimtpulver
Zubereitungszeit: am Abend ca. 5 Minuten; morgens ca. 10 Minuten

1 Vorbereitung am Vorabend: Die Haferkörner waschen, in eine Thermoskanne mit großer Öffnung geben. Das Wasser dazugeben, die Kanne verschließen und den Hafer über Nacht weichen lassen.

2 Die geschälte Banane mit einer Gabel zerdrücken und etwas aufschlagen, die Beeren oder den klein geschnittenen Apfel oder die zerteilte Orange bzw. Mandarine dazugeben.

3 Den abgegossenen Hafer dazugeben, den Hüttenkäse darübergeben, alles vorsichtig miteinander vermengen, mit Fruchtsauce oder Honig süßen und mit Zimt abschmecken.

Tipp *Zum Haferschmaus sollten Sie noch Flüssigkeit aufnehmen: je nach Belieben 2 Tassen grünen Tee und 1 Glas Wasser. Alternativ 2 Gläser Wasser mit 1 Tasse Kaffee oder mit 1 Espresso.*

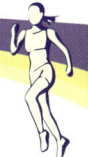

Mittagessen
Wärmende Kartoffelsuppe

Für die Hauptspeise (2 Portionen): 1 Zwiebel, mittelgroß | 2 EL Butterschmalz | 200 g Kartoffeln | 1 Karotte | 1 EL gekörnte Brühe | Pfeffer aus der Mühle | etwas Scharfmachergewürz | 2 TL Speiseleinöl | 2 TL Hanfsamen | 1/2 Bund Schnittlauch, fein geschnitten | 2 Scheiben Vollkornbrot
Zubereitungszeit: ca. 30 Minuten

Für das Dessert (1 Portion): 150 g Vanillejoghurt | 1/4 TL Zimtpulver | 1 EL Walnüsse, gehackt
Zubereitungszeit: ca. 5 Minuten

1 Die abgezogene Zwiebel fein würfeln und im heißen Butterschmalz glasig dünsten. Die Kartoffeln schälen und grob würfeln, die Karotte putzen und ebenfalls grob würfeln. Die Gemüsewürfel kurz mitdünsten.

2 Mit ca. 500 Millilitern Wasser aufgießen, die gekörnte Brühe dazugeben und alles zugedeckt ca. 10 Minuten köcheln lassen. Mit Pfeffer und Scharfmachergewürz abschmecken.

3 Das Leinöl und die Hanfsamen einrühren und die Suppe mit dem Stabmixer kurz pürieren. Vor dem Servieren mit Schnittlauch bestreuen. Dazu das Vollkornbrot essen.

Tipp *Vor dem Essen Wasser/stilles Mineralwasser trinken.*

Dessert **Aktivierender Vanillejoghurt**

Joghurt mit Zimt und Walnüssen verrühren.

Zur Mahlzeit 3 Gläser Wasser oder aktiviertes, stilles Mineralwasser (mit 1 Scheibe Zitrone oder Orange und 5 Ingwerscheiben).

Gemüsecouscous mit Rinderfilet

Für 2 Portionen: 250 g Instantcouscous (aus Dinkel oder Buchweizen) I 2 EL Olivenöl I 2 Zwiebeln I 2 EL Butterschmalz oder Biokokosöl I 200 g Rinderfilet in feinen Streifen I 1 kleiner Kohlrabi in Würfeln I 2 Karotten in Scheiben I 250 g kleine Tomaten 20 g frischer Ingwer, geschält I 1 Knoblauchzehe I 1 TL gekörnte Brühe I Pfeffer aus der Mühle I 1 TL Scharfmachergewürz je 1/2 Bund Petersilie und Schnittlauch, fein gehackt
Zubereitungszeit: ca. 30 Minuten

1 Couscous nach Packungsanweisung garen. Das Olivenöl unterrühren.

2 Die abgezogenen Zwiebeln fein würfeln und im heißen Butterschmalz oder Kokosöl goldgelb braten. Das Rinderfilet dazugeben, dann das Gemüse. Alles 10 Minuten köcheln lassen.

3 Die sehr klein geschnittenen Tomaten dazugeben, ebenso den durchgepressten Ingwer und Knoblauch. Alles mit gekörnter Brühe, Pfeffer und Scharfmachergewürz abschmecken. Couscous unterrühren und vor dem Servieren mit den gehackten Kräutern bestreuen.

Tipp 1 *Vor dem Essen Wasser/stilles Mineralwasser trinken.*

Tipp 2 *Zum Nachtisch genießen Sie 1 Stück Schokolade (ca. 10 Gramm) und je nach Lust und Laune 1 Espresso.*

Zur Mahlzeit 2 Gläser Flüssigkeit (Brennnesseltee, Wasser, leichte Saftschorle).

Info *Gönnen Sie sich Ruhe und Gemütlichkeit beim Essen: Die Essgeschwindigkeit wird dadurch reduziert – Sie werden schneller satt und essen weniger.*

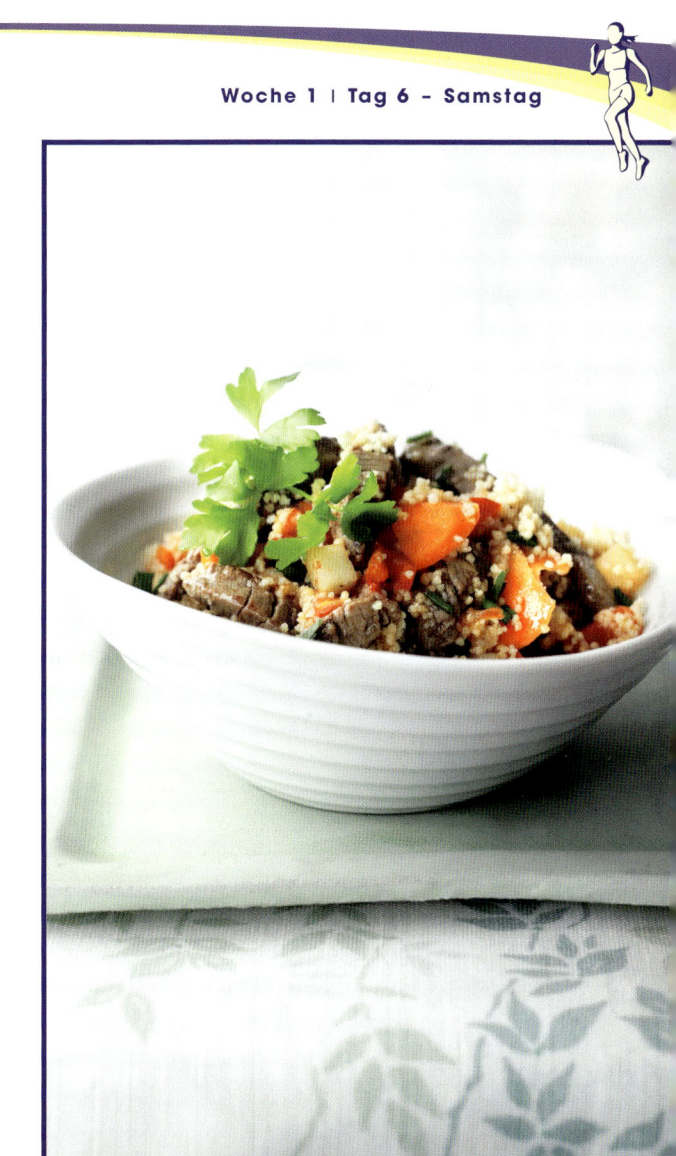

Woche 1 | Tag 7 – Sonntag

Haferschmaus

Für 2 Portionen: 100 g Biohaferkörner | 200 ml heißes, nicht mehr kochendes Wasser | 1 Banane, mittelgroß | 150 g frische Beeren (alternativ: 1 kleiner Apfel oder 1 Orange oder 1 Mandarine) 200 g Hüttenkäse | 2 EL Fruchtsauce oder Honig | etwas Zimtpulver
Zubereitungszeit: am Abend ca. 5 Minuten; morgens ca. 10 Minuten

1 Vorbereitung am Vorabend: Die Haferkörner waschen, in eine Thermoskanne mit großer Öffnung geben. Das Wasser dazugeben, die Kanne verschließen und den Hafer über Nacht weichen lassen.

2 Die geschälte Banane mit einer Gabel zerdrücken und etwas aufschlagen, die Beeren oder den klein geschnittenen Apfel oder die zerteilte Orange bzw. Mandarine dazugeben.

3 Den abgegossenen Hafer dazugeben, den Hüttenkäse darübergeben, alles vorsichtig miteinander vermengen, mit Fruchtsauce oder Honig süßen und mit Zimt abschmecken.

Tipp *Zum Haferschmaus sollten Sie noch Flüssigkeit aufnehmen: je nach Belieben 2 Tassen grünen Tee und 1 Glas Wasser. Alternativ 2 Gläser Wasser mit 1 Tasse Kaffee oder mit 1 Espresso.*

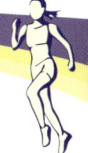

Mittagessen

Afrikanisches Zwiebelomelett

Für 2 Portionen: 3 große Eier | 1 kleine Zwiebel | 1 Knoblauch-zehe | je 2 Messerspitzen Salz, Pfeffer und Chilipulver | 2 EL frische Kräuter, fein gehackt | 1 EL Butter | 3 Scheiben Vollkornbrot 100 g Käse oder Schinken | 1 Gurke in Scheiben
Zubereitungszeit: ca. 10 Minuten

1 Die Eier aufschlagen und in einer Schüssel verquirlen.

2 Zwiebel und Knoblauch abziehen, klein schneiden und dazugeben. Die Gewürze in die Eimasse geben und alles gründlich verquirlen.

3 Die Butter in einer Pfanne erhitzen, die Eimasse hinein-geben, stocken lassen und nach 2 Minuten wenden. Zum Omelett das Brot und den Käse bzw. Schinken essen – ebenso die Gurkenscheiben.

Tipp 1 *Vor dem Mittagessen sollten Sie 2 Gläser Wasser oder stilles Mineralwasser trinken.*

Tipp 2 *Zur Erfrischung von Atem und Geist sowie für eine gute Verdauung kauen Sie einige Fenchel- oder Kümmel-samen nach dem Essen.*

Dessert **Kuchen**

Heute gibt es 1 Stück Kuchen oder als kleine Sünde auch mal 2 Stück. Bevorzugen Sie Zwetschgenkuchen aus dem TK-Be-reich. Als Alternative können Sie auch einen Biskuitboden kaufen und diesen mit frischem Obst der Saison belegen.

Zur Mahlzeit 3 Gläser Wasser oder aktiviertes, stilles Mine-ralwasser (mit 1 Scheibe Zitrone oder Orange und 5 Ingwer-scheiben).

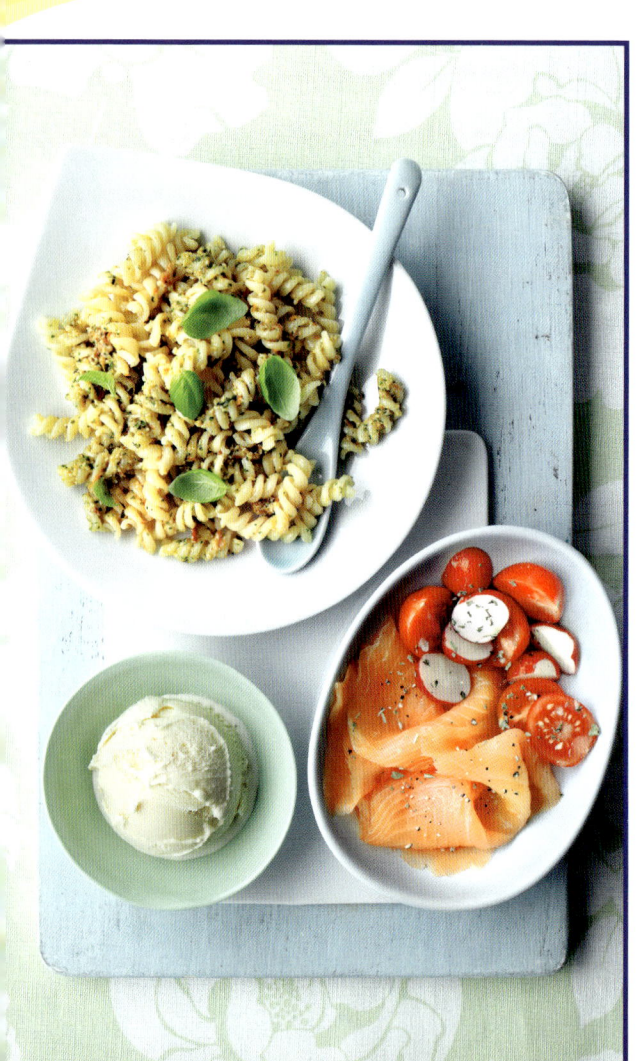

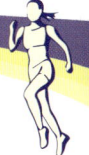

Abendessen

Drei-Gänge-Schlemmerei

Für die Vorspeise (2 Portionen): 500 g Cocktailtomaten | 1 Bund Radieschen | Kräutersalz | Pfeffer aus der Mühle | 200 g Schinken oder Lachs
Zubereitungszeit: ca. 10 Minuten

Für die Hauptspeise (8 Portionen): 100 g Olivenöl | 1 Bund Basilikum, klein geschnitten | 1 Schale Rucola, klein geschnitten 160 g Pinienkerne oder Walnüsse, fein gehackt | 100 g Pecorinokäse in Stücken | ca. 2 TL Pfeffer aus der Mühle | 125 g getrocknete Tomaten in Vierteln | 80 g Dinkeleiernudeln pro Person
Zubereitungszeit: ca. 20 Minuten

Vorspeise Cocktailsalat mit Schinken oder Lachs

1 Tomaten und Radieschen waschen und halbiert auf einen Teller legen.

2 Mit etwas Kräutersalz und Pfeffer bestreuen und dazu Schinken oder Lachs servieren.

Hauptspeise Pesto mit Dinkelnudeln

1 Alle Zutaten bis auf die Nudeln mit einem Zauberstab gut durchmixen.

2 Pro Portion 80 Gramm Nudeln kochen und mit der gewünschten Menge Pesto servieren. Dieses Pestorezept ergibt 8 Portionen und lässt sich sehr gut einfrieren.

Zur Mahlzeit 2 Gläser Flüssigkeit (Brennnesseltee, Wasser, leichte Saftschorle).

Tipp *Vor dem Essen Wasser/stilles Mineralwasser trinken.*

Dessert Eis oder Espresso

Genießen Sie 1 Kugel Vanilleeis oder 1 Espresso.

Woche 2 I Tag 1 – Montag

Erdbeer-Banane-Drink

Für 2 Portionen: 200 ml Buttermilch I 150 ml kaltes Wasser I 1 reife Banane, mittelgroß I 25 g frischer Ingwer, geschält und in Scheiben geschnitten I 125 g Quark I 150 g TK-Erdbeeren I 1 gestrichener TL Zimtpulver I 1 Prise Chilipulver I 4 EL Sanddorn-Orangen-Fruchtsauce
Zubereitungszeit: ca. 10 Minuten

1 Alle Zutaten in der genannten Reihenfolge in einen Mixer (Blender) geben.

2 Alles 2 bis 3 Minuten gut durchmixen.

Tipp 1 *Zu dem Drink sollten Sie noch zusätzliche Flüssigkeit aufnehmen: 1 Tasse Kaffee und 1 Glas Wasser oder 2 Tassen grünen Tee oder 2 Gläser Wasser.*

Tipp 2 *Damit Sie bis zum Mittag satt sind, essen Sie 2 Scheiben Dinkelvollkornbrot (siehe Spielregeln auf Seite 59) mit 2 Scheiben Käse – bevorzugt Edamer oder Gouda, da diese Käsesorten besonders chromreich sind (alternativ: 2 Scheiben roher oder gekochter Schinken).*

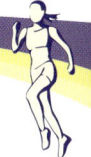

Mittagessen

Grießbrei mit Ingwer-Frucht-Dressing

Für 2 Portionen: 500 ml Vollmilch (3,5 %) | 50 g Grieß
1 EL Zucker | 1 Ei | 25 g frischer Ingwer, geschält und in Scheiben
geschnitten | 125 ml Orangensaft | 50 ml Fruchtsauce oder rote Grütze | 1 reife Banane | 40 g Rosinen oder Cranberrys | 25 g Walnüsse,
gehackt | etwas Zimtpulver
Zubereitungszeit: ca. 20 Minuten

1 Die Milch erhitzen. Grieß und Zucker unter Rühren dazugeben, den Brei vom Herd nehmen und ca. 10 Minuten ausquellen lassen. Das Ei mit einer Gabel verquirlen und unter den Brei ziehen.

2 Für das Dressing Ingwer, Orangensaft und Fruchtsauce oder rote Grütze mit dem Stabmixer pürieren, die Masse in einen kleinen Topf geben und kurz erwärmen. Rosinen oder Cranberrys und Walnüsse dazugeben und alles mit Zimt abschmecken. Das Dressing über den Grießbrei geben und den Brei servieren.

Tipp 1 *Vor dem Essen Wasser/stilles Mineralwasser trinken.*

Tipp 2 *Zur Erfrischung von Atem und Geist sowie für eine gute Verdauung kauen Sie einige Fenchel- oder Kümmelsamen nach dem Essen.*

Griechischer Spinat mit Ei

Für 2 Portionen: 400 g Kartoffeln I 2 große Zwiebeln I 2 kleine Knoblauchzehen I 4 EL Biokokosöl I 50 g Pinien- oder Walnusskerne I 500 g TK-Blattspinat I 100 g Fetakäse (aus Schafs- oder Kuhmilch) I 4 EL süße Sahne I 2 TL Speiseleinöl I 1 EL gekörnte Brühe I Pfeffer I Salz I 2 Eier I etwas Chilipulver
Zubereitungszeit: ca. 30 Minuten

1 Die geschälten Kartoffeln als Beilage weich kochen und warm stellen.

2 Die abgezogenen Zwiebeln würfeln, den abgezogenen Knoblauch sehr klein schneiden und beides im erhitzten Öl zusammen mit den Pinien- oder Walnusskernen in einer Pfanne anbraten. Den Spinat mit 50 Millilitern Wasser dazugeben und alles zugedeckt 5 Minuten köcheln lassen. Den Fetakäse in kleine Würfel schneiden und zusammen mit der Sahne in den köchelnden Spinat geben. Die Pfanne vom Herd nehmen, das Leinöl unterrühren und alles mit gekörnter Brühe, Pfeffer und Salz abschmecken.

3 Die Eier mit einer Gabel verquirlen und in einer beschichteten Pfanne von beiden Seiten zu einem Omelett braten oder alternativ als Spiegeleier servieren. Omelett bzw. Spiegeleier nach Geschmack mit Pfeffer und Chilipulver bestreuen und mit den Kartoffeln servieren.

Tipp 1 *Vor dem Essen Wasser/stilles Mineralwasser trinken.*

Tipp 2 *Zur Erfrischung von Atem und Geist sowie für eine gute Verdauung kauen Sie einige Fenchel- oder Kümmelsamen nach dem Essen.*

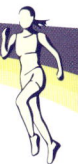

Dessert Fruchtkick

Genießen Sie 1 Stück frisches Obst der Saison.

Zur Mahlzeit 2 Gläser Flüssigkeit (Brennnesseltee, Wasser, leichte Saftschorle).

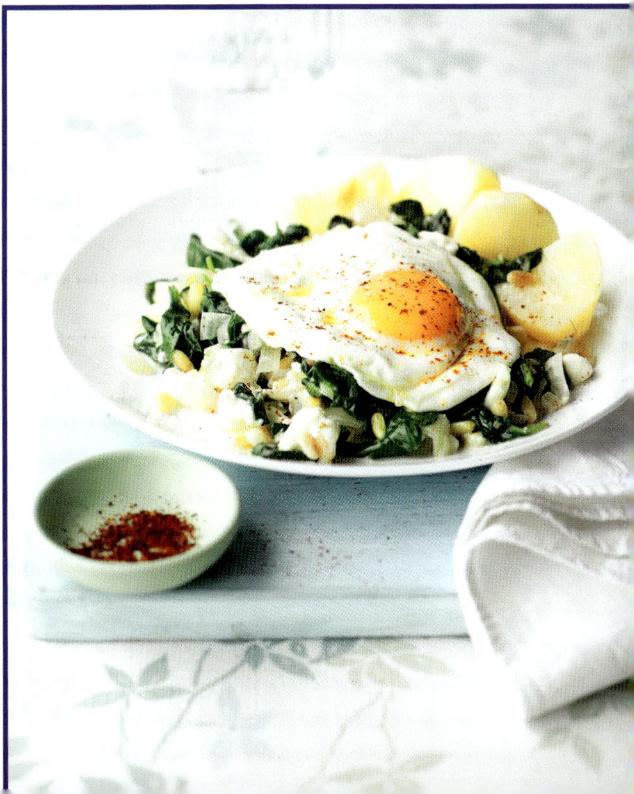

Woche 2 | Tag 2 – Dienstag

Himbeer-Banane-Drink

Für 2 Portionen: 200 ml Buttermilch | 150 ml kaltes Wasser | 1 reife Banane, mittelgroß, geschält | 25 g frischer Ingwer, geschält und in Scheiben geschnitten | 125 g Quark | 1 gestrichener TL Zimtpulver | 10 g Mandelmehl | 150 g TK-Himbeeren | 1 Prise Chilipulver | 1 TL Speiseleinöl | 4 EL Sanddorn-Orangen-Fruchtsauce
Zubereitungszeit: ca. 10 Minuten

1 Alle Zutaten in der genannten Reihenfolge in einen Mixer (Blender) geben.

2 Alles 2 bis 3 Minuten gut durchmixen.

Tipp 1 *Zu dem Drink sollten Sie noch zusätzliche Flüssigkeit aufnehmen: 1 Tasse Kaffee und 1 Glas Wasser oder 2 Tassen grünen Tee oder 2 Gläser Wasser.*

Tipp 2 *Damit Sie bis zum Mittag satt sind, essen Sie 2 Scheiben Dinkelvollkornbrot (siehe Spielregeln auf Seite 59) mit 2 Scheiben Käse – bevorzugt Edamer oder Gouda, da diese Käsesorten besonders chromreich sind (alternativ: 2 Scheiben roher oder gekochter Schinken).*

Info *Aktivieren Sie Ihren Tee: Geben Sie 2 bis 3 dünne Scheiben frischen Ingwer in Ihre Tasse.*

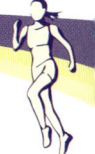

Mittagessen
Pellkartoffeln mit Kräuterquark

Für 2 Portionen: 500 g Kartoffeln I 250 g Magerquark I 1 kleine Zwiebel in Würfeln I 2 kleine Essiggurken in Würfeln I 1 Knoblauchzehe, durchgepresst I je 1/2 Bund Petersilie und Schnittlauch, fein gehackt I 3 EL Speiseleinöl I Salz I Pfeffer aus der Mühle
Zubereitungszeit: ca. 30 Minuten

1 Die Kartoffeln weich kochen, pellen und warm stellen.

2 Den Quark mit den restlichen Zutaten gut vermengen, mit Salz und Pfeffer abschmecken und zu den Pellkartoffeln servieren.

Tipp 1 *Vor dem Essen Wasser/stilles Mineralwasser trinken.*

Tipp 2 *Zur Erfrischung von Atem und Geist sowie für eine gute Verdauung kauen Sie einige Fenchel- oder Kümmelsamen nach dem Essen.*

Dessert **Frucht und Nuss**

Genießen Sie 1 Stück frisches Obst der Saison und 10 Gramm Walnüsse.

Zur Mahlzeit 3 Gläser Wasser oder aktiviertes, stilles Mineralwasser (mit 1 Scheibe Zitrone oder Orange und 5 Ingwerscheiben).

Info *Kaufen Sie Kartoffeln im Bioladen. Dann brauchen Sie die Kartoffeln nicht zu pellen und können die Schale als Kieselsäurespender für Ihr Bindegewebe mitessen. Grüne Kartoffeln müssen Sie jedoch immer schälen, da hierin zu viel Solanin eingelagert wurde – und Solanin ist ein Zellgift.*

Fisch aus dem Wok

Für 2 Portionen: 160 g Vollreis I 2 EL Biokokosöl I ca. 4 cm frischer Ingwer, geschält und in kleinen Würfeln I 1 Karotte in Scheiben 250 g Brokkoli in Röschen I 3–4 Frühlingszwiebeln in Ringen 300 g Makrele oder Hering in mundgerechten Stücken I 1 EL gekörnte Brühe I Salz I Pfeffer I 2 EL frisch gepresster Zitronensaft
Zubereitungszeit: ca. 45 Minuten

1 Reis nach Packungsanleitung garen und warm stellen.

2 Öl im Wok erhitzen, den Ingwer hineingeben und unter Rühren 2 Minuten erhitzen. Karotte, Brokkoli und Frühlingszwiebeln hineingeben und alles 3 Minuten dünsten. Den Fisch, 100 Milliliter Wasser und Brühe dazugeben, für weitere 5 Minuten dünsten. Mit Salz, Pfeffer und Zitronensaft abschmecken und zum Reis servieren.

Tipp *Vor dem Essen Wasser/stilles Mineralwasser trinken.*

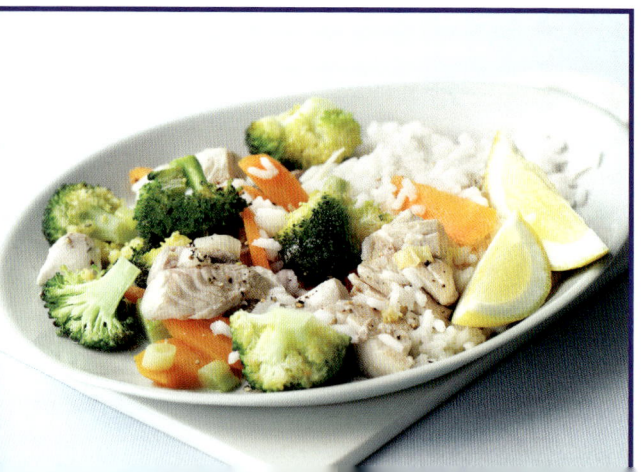

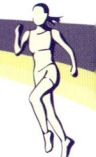

Woche 2 | Tag 3 – Mittwoch

Frühstück

Haferschmaus

Für 2 Portionen: 100 g Biohaferkörner | 200 ml heißes, nicht mehr kochendes Wasser | 1 Banane, mittelgroß | 150 g frische Beeren (alternativ: 1 kleiner Apfel oder 1 Orange oder 1 Mandarine) 200 g Hüttenkäse | 2 EL Fruchtsauce oder Honig | etwas Zimtpulver
Zubereitungszeit: am Abend ca. 5 Minuten; morgens ca. 10 Minuten

1 Vorbereitung am Vorabend: Die Haferkörner waschen, in eine Thermoskanne mit großer Öffnung geben. Das Wasser dazugeben, die Kanne verschließen und den Hafer über Nacht weichen lassen.

2 Die geschälte Banane mit einer Gabel zerdrücken und etwas aufschlagen, die Beeren oder den klein geschnittenen Apfel oder die zerteilte Orange bzw. Mandarine dazugeben.

3 Den abgegossenen Hafer dazugeben, den Hüttenkäse darübergeben, alles vorsichtig miteinander vermengen, mit Fruchtsauce oder Honig süßen und mit Zimt abschmecken.

Tipp *Zum Haferschmaus sollten Sie noch Flüssigkeit aufnehmen: je nach Belieben 2 Tassen grünen Tee und 1 Glas Wasser. Alternativ 2 Gläser Wasser mit 1 Tasse Kaffee oder mit 1 Espresso.*

Bunter Salatteller mit Fitdressing

Für das Dressing (4 Portionen): 4 EL Olivenöl | 2 TL Speiseleinöl
3 EL Balsamicoessig (rot oder weiß) | 1/2 TL scharfer Senf
1/2 TL Meerrettich | 2 EL Hefeflocken | 1 kleine Zwiebel in Würfeln
1 Knoblauchzehe, durchgepresst | frischer Schnittlauch, gehackt
frische Petersilie, gehackt | je 1 Blatt frischer Liebstöckel und Salbei,
gehackt | 50 g Keimlinge | Kräutersalz | Pfeffer aus der Mühle
Zubereitungszeit: ca. 10 Minuten

Für den Salat (1 Portion): 50 g TK-Mais | 100 g TK-Erbsen
30 g Schafskäse | 1 hart gekochtes Ei | 5 große Salatblätter
1 Karotte in Scheiben | 1 kleine Tomate in Scheiben | 50 g Rucola
10 g Walnüsse, gehackt | 4 EL Fitdressing | 2 Vollkornbrötchen
Zubereitungszeit: ca. 10 Minuten

Für das Dessert (1 Portion): 50 g rote Grütze | 1/2 TL Zimt
1 Messerspitze Kurkumapulver | 1 Messerspitze Chilipulver
150 g Naturjoghurt (3,5 % Fett) | 3 Blätter Zitronenmelisse
Zubereitungszeit: ca. 5 Minuten

1 Alle Zutaten für das Dressing gut miteinander vermengen.

2 Für den Salat Mais und Erbsen zum Auftauen mit heißem Wasser überbrühen. Den Schafskäse grob würfeln, das Ei pellen.

3 Die Salatblätter auf einem großen Teller anrichten, restliches Gemüse und Walnüsse in einer Schüssel sorgfältig miteinander vermengen und auf das Salatbett geben. Das Fitdressing darübergeben und die Vollkornbrötchen mit dem Ei zum Salat essen.

Info *Vom aktivierenden Fitdressing bereiten Sie gleich etwas mehr zu, damit Sie auch für den Reissalat am Samstag (siehe Seite 107) genug übrig haben.*

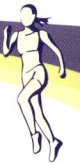

Tipp 1 *Vor dem Essen Wasser/stilles Mineralwasser trinken.*

Tipp 2 *Zur Erfrischung von Atem und Geist sowie für eine gute Verdauung kauen Sie einige Fenchel- oder Kümmelsamen nach dem Essen.*

Dessert **Rot-Weiß-Energie**

1   Die rote Grütze mit den Gewürzen mischen.

2   Den Joghurt auf einen Suppenteller stürzen, mit der gewürzten roten Grütze und der Zitronenmelisse garnieren.

Zur Mahlzeit 3 Gläser Wasser oder aktiviertes, stilles Mineralwasser (mit 1 Scheibe Zitrone oder Orange und 5 Ingwerscheiben).

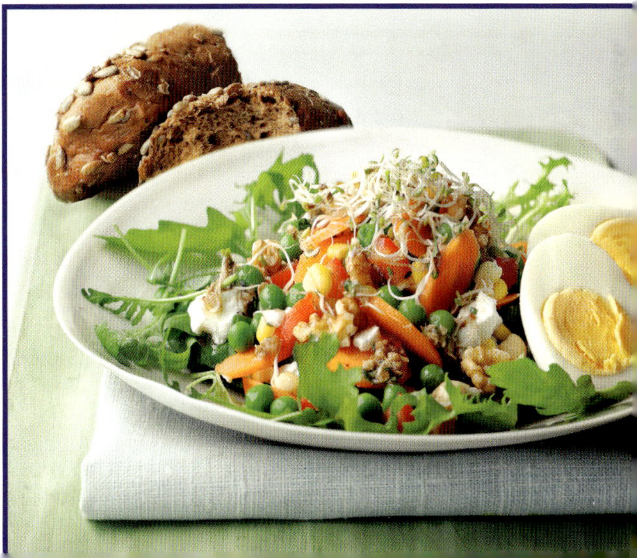

Couscous mit Kräuter-Joghurt-Sauce

Für 4 Portionen: 250 g Instantdinkelcouscous I 100 g TK-Mais
200 g TK-Erbsen I 2 Frühlingszwiebeln in Ringen I 250 g Tomaten in
Würfeln I je 1 Bund Petersilie, Basilikum, Rosmarin und Majoran, fein
gehackt I 1 Zitrone I 5 EL Olivenöl I 2 TL Speiseleinöl I Salz I Pfeffer
aus der Mühle I 300 g Naturjoghurt (3,5 % Fett) I 1 Knoblauchzehe,
durchgepresst I Kräutersalz I Pfeffer aus der Mühle
Zubereitungszeit: ca. 25 Minuten

1 Couscous nach Packungsanleitung zubereiten.

2 Mais und Erbsen auftauen lassen oder kurz mit heißem
Wasser überbrühen. Couscous mit dem Gemüse und der
Hälfte der Kräuter vermischen. Die Zitrone auspressen, mit
Olivenöl, Leinöl, Salz und Pfeffer verrühren und unter den
Couscous mischen.

3 Den Joghurt mit Knoblauch, den restlichen Kräutern,
Kräutersalz und Pfeffer vermischen und dazu servieren.

Info *Vom Couscous sollten Ihnen 1 bis 2 Portionen für das
Mittagessen am Donnerstag (siehe Seite 100) übrig bleiben.*

Tipp 1 *Der Kräuterjoghurt schmeckt am besten, wenn er am
Vortag zubereitet wird und durchziehen kann.*

Tipp 2 *Vor dem Essen Wasser/stilles Mineralwasser trinken.*

Tipp 3 *Alternativ zu Couscous können Sie auch Quinoa verwenden.*

Zur Mahlzeit 2 Gläser Flüssigkeit (Brennnesseltee, Wasser,
dünne Saftschorle).

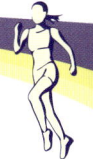

Woche 2 I Tag 4 – Donnerstag

Frühstück

Erdbeer-Banane-Drink

Für 2 Portionen: 200 ml Reismilch I 150 ml Kokosmilch I 1 reife Banane, mittelgroß I 25 g frischer Ingwer, geschält und in Scheiben geschnitten I 125 g Quark I 150 g TK-Erdbeeren I 1 gestrichener TL Zimtpulver I 1 Prise Chilipulver I 2–3 EL Sanddorn-Orangen-Fruchtsauce
Zubereitungszeit: ca. 10 Minuten

1 Alle Zutaten in der genannten Reihenfolge in einen Mixer (Blender) geben.

2 Alles 2 bis 3 Minuten gut durchmixen.

Tipp 1 *Zu dem Drink sollten Sie noch zusätzliche Flüssigkeit aufnehmen: 1 Tasse Kaffee und 1 Glas Wasser oder 2 Tassen grünen Tee oder 2 Gläser Wasser.*

Tipp 2 *Damit Sie bis zum Mittag satt sind, essen Sie 2 Scheiben Dinkelvollkornbrot (siehe Spielregeln auf Seite 59) mit 2 Scheiben Käse – bevorzugt Edamer oder Gouda, da diese Käsesorten besonders chromreich sind (alternativ: 2 Scheiben roher oder gekochter Schinken).*

Info *Thermogenese über Gewürze (z. B. Ingwer) funktioniert umso besser, wenn Sie viel in Bewegung sind. Warten Sie also nicht auf Ihre Bewegungseinheit im Laufplan, sondern erhöhen Sie auch generell Ihre Alltagsbewegung – versuchen Sie beispielsweise, mehr zu Fuß zu erledigen.*

Couscous mit Kräuter-Joghurt-Sauce

Heute gibt es das restliche Couscous von gestern (siehe Seite 98)!

Tipp 1 *Vor dem Mittagessen sollten Sie 2 Gläser Wasser oder stilles Mineralwasser trinken.*

Tipp 2 *Zur Erfrischung von Atem und Geist sowie für eine gute Verdauung kauen Sie einige Fenchel- oder Kümmel- samen nach dem Essen.*

Dessert **Fruchtkick**

Genießen Sie 1 Stück frisches Obst der Saison.

Zur Mahlzeit 3 Gläser Wasser oder aktiviertes, stilles Mineralwasser (mit 1 Scheibe Zitrone oder Orange und 5 Ing- werscheiben).

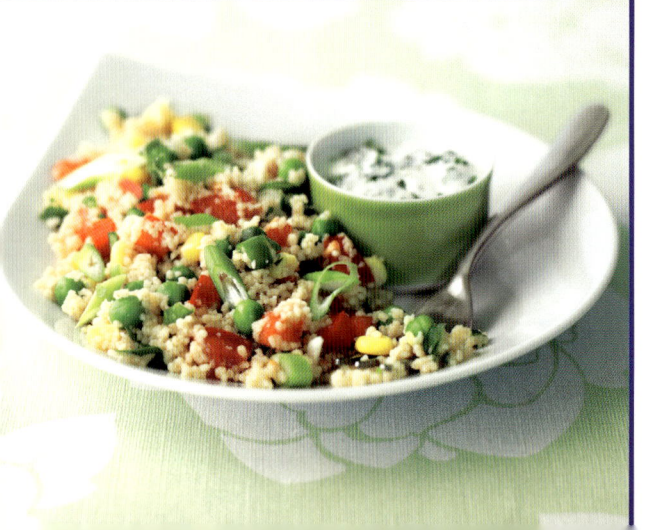

Abendessen

Gefüllte Tomaten

Für die Hauptspeise (3 Portionen): 300 g Kartoffeln | 9 Fleisch-tomaten, mittelgroß | 2 Scheiben Vollkornbrot in kleinen Würfeln 40 g Walnüsse, klein gehackt | 1 kleine Zwiebel in feinen Würfeln 2 Eier | 3 EL Olivenöl | 2 TL Speiseleinöl | 50 g Parmesan oder Peco-rino, gerieben | Pfeffer aus der Mühle | Kräutersalz | etwas Scharf-machergewürz | 2 EL Hefeflocken | 1 Knoblauchzehe, durchgepresst je 1/2 Bund Petersilie und Schnittlauch, fein gehackt
Zubereitungszeit: ca. 40 Minuten

Für das Dessert (1 Portion): 150 ml kalte Vollmilch (3,5 % Fett) 2 TL Kakaopulver | 1 TL Honig oder Zucker | 1/4 TL Zimtpulver 1/4 TL Kurkumapulver | 1 Messerspitze Chilipulver | etwas frischer Pfeffer aus der Mühle
Zubereitungszeit: ca. 5 Minuten

1 Die Kartoffeln schälen und weich kochen.

2 Den Deckel der gewaschenen Tomaten abschneiden, die Tomaten aushöhlen. Brot, Walnüsse und Zwiebelwürfel in einer Schüssel vermengen. Eier verrühren und unter die Mi-schung geben. Die restlichen Zutaten dazugeben, alles gut vermischen und in die Tomaten füllen. Die Tomaten in eine gefettete feuerfeste Form setzen und im Backofen bei 180 °C (Umluft 160 °C, Gas Stufe 2–3) ca. 20 Minuten garen.

Tipp *Vor dem Essen Wasser/stilles Mineralwasser trinken.*

Zur Mahlzeit 2 Gläser Flüssigkeit (Brennnesseltee, Wasser, leichte Saftschorle).

Dessert **Feuerschokolade**

Milch mit Kakao glatt rühren und langsam erhitzen. Honig oder Zucker, Zimt, Kurkuma, Chili und Pfeffer dazugeben.

Woche 2 | Tag 5 – Freitag

Heidelbeer-Banane-Drink

Für 2 Portionen: 200 ml Reismilch | 150 ml kaltes Wasser | 1 reife Banane, mittelgroß, geschält | 25 g frischer Ingwer, geschält und in Scheiben geschnitten | 125 g Quark | 1 gestrichener TL Zimtpulver 1 gestrichener TL Kurkumapulver | 10 g Mandelmehl | 150 g TK-Heidelbeeren | 1 Prise Chilipulver | 1 TL Speiseleinöl | 4 EL Sanddorn-Orangen-Fruchtsauce
Zubereitungszeit: ca. 10 Minuten

1 Alle Zutaten in der genannten Reihenfolge in einen Mixer (Blender) geben.

2 Alles 2 bis 3 Minuten gut durchmixen.

Tipp 1 *Zu dem Drink können Sie noch 1 Tasse Kaffee und 1 Glas Wasser oder 2 Tassen grünen Tee trinken.*

Tipp 2 *Damit Sie bis zum Mittag satt sind, essen Sie 2 Scheiben Dinkelvollkornbrot (siehe Spielregeln auf Seite 59) mit 2 Scheiben Käse – bevorzugt Edamer oder Gouda, da diese Käsesorten besonders chromreich sind (alternativ: 2 Scheiben roher oder gekochter Schinken).*

Info *Aktivieren Sie Ihren Tee: Geben Sie 2 bis 3 dünne Scheiben frischen Ingwer in Ihre Tasse.*

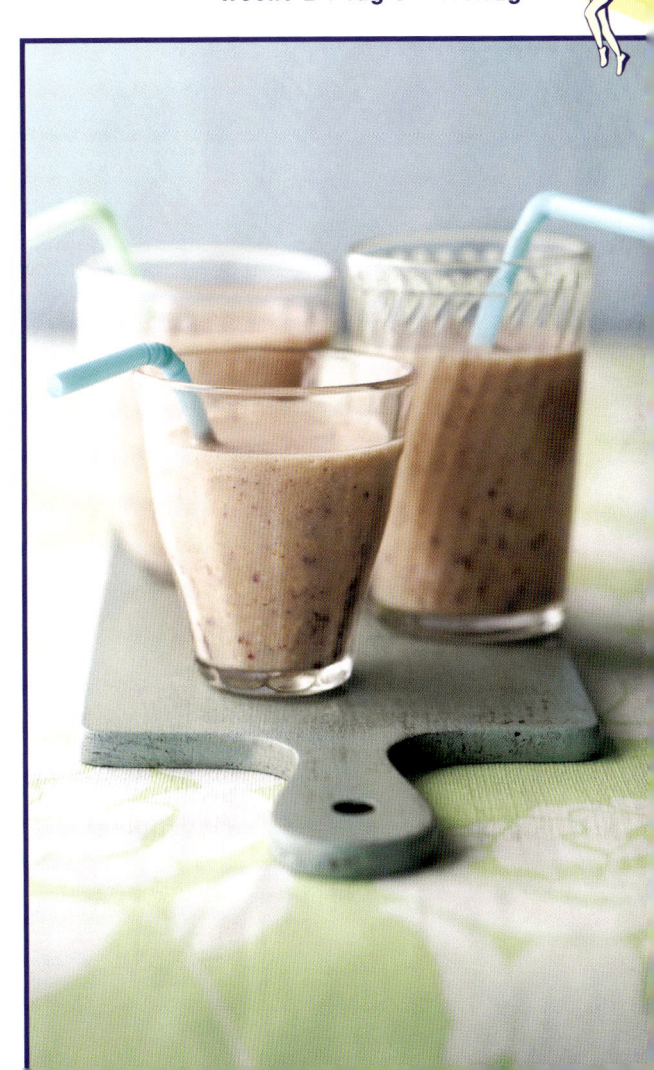

Türkischer Tomatenreis

Für 2 Portionen: 150 g Naturreis I 3–4 Frühlingszwiebeln in Ringen I 2 kleine Karotten in Scheiben I 2 EL Biokokosöl I 200 g reife Tomaten in Würfeln I je 1/2 Bund Schnittlauch, Dill, Petersilie und Basilikum, fein gehackt I 200 g Naturjoghurt (3,5 % Fett) 2 EL frisch gepresster Zitronensaft I 1 Knoblauchzehe, durchgepresst I Kräutersalz I Pfeffer aus der Mühle
Zubereitungszeit: ca. 50 Minuten

1 Naturreis nach Packungsanweisung garen.

2 Frühlingszwiebeln und Karotten im heißen Kokosöl glasig dünsten. Tomaten, Kräuter, Naturjoghurt, Zitronensaft und Knoblauch dazugeben, den Reis untermischen, alles mit Salz und Pfeffer abschmecken.

Tipp 1 *Vor dem Mittagessen sollten Sie 2 Gläser Wasser oder stilles Mineralwasser trinken.*

Tipp 2 *Zur Erfrischung von Atem und Geist sowie für eine gute Verdauung kauen Sie einige Fenchel- oder Kümmelsamen nach dem Essen.*

Zur Mahlzeit 3 Gläser Wasser oder aktiviertes, stilles Mineralwasser (mit 1 Scheibe Zitrone oder Orange und 5 Ingwerscheiben).

Info *Keine reifen, frischen Tomaten bekommen? Dann nehmen Sie einfach passierte Tomaten oder Tomaten aus der Dose. Der Lycopingehalt ist sogar noch höher als bei frischen Tomaten, da sie für die Konservierung immer erst vollreif geerntet werden.*

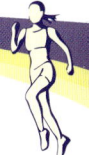

Abendessen

Drei-Gänge-Köstlichkeiten

Für die Vorspeise (2 Portionen): 3 Karotten | 1 rote Paprikaschote
Für die Hauptspeise (2 Portionen): 150 g Dinkeleiernudeln
200 ml süße Sahne | 150 g geräucherter Lachs in Streifen | Pfeffer
aus der Mühle | 30 g Parmesan oder Pecorino, gerieben
Zubereitungszeit: ca. 20 Minuten

Vorspeise Rohkostteller

Stellen Sie einen bunten Teller gestifteltes Gemüse aus den
Karotten und der Paprikaschote zusammen.

Hauptspeise Lachs-Quicky mit Nudeln

1 Nudeln nach Anleitung auf der Packung garen.

2 Die Sahne in einem Topf erhitzen, den Lachs dazugeben
und kurz warm werden lassen. Nudeln abgießen, mit dem
Lachs und der Sahne vermischen und auf 2 Tellern anrichten. Großzügig mit Pfeffer aus der Mühle würzen und mit
Parmesan oder Pecorino bestreuen.

Dessert Fruchtiges und Wein

Genießen Sie 1 Stück frisches Obst der Saison und 1 Glas
Wein (alternativ: frisch gepresster Orangensaft).

Tipp *Vor dem Essen Wasser/stilles Mineralwasser trinken.*

Info *Mit diesem Menü haben Sie Ihre Omega-3-Speicher
vollgetankt: Ihre Zellen werden es mit hoher Kommunikati-
onsfähigkeit danken, ebenso stabilisieren Sie dadurch Ihr
Bindegewebe und Ihr Immunsystem.*

Woche 2 | Tag 6 – Samstag

Frühstück
Schoko-Banane-Drink

Für 2 Portionen: 200 ml Reis- oder Kokosmilch | 150 ml kaltes Wasser | 1 reife Banane, mittelgroß, geschält | 25 g frischer Ingwer, geschält und in Scheiben geschnitten | 125 g Quark | 2 gestrichene TL Kakaopulver | 1 gestrichener TL Zimt | 1 Prise Chilipulver 3 EL Honig
Zubereitungszeit: ca. 10 Minuten

1 Alle Zutaten in der genannten Reihenfolge in einen Mixer (Blender) geben.

2 Alles 2 bis 3 Minuten gut durchmixen.

Tipp 1 *Zu dem Drink können Sie 1 Tasse Kaffee und 1 Glas Wasser oder 2 Tassen grünen Tee trinken.*

Tipp 2 *Damit Sie bis zum Mittag satt sind, essen Sie 2 Scheiben Dinkelvollkornbrot (siehe Spielregeln auf Seite 59) mit 2 Scheiben Käse – bevorzugt Edamer oder Gouda, da diese Käsesorten besonders chromreich sind (alternativ: 2 Scheiben roher oder gekochter Schinken).*

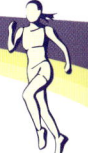

Mittagessen
Bunter Reissalat

Für 2 Portionen: 150 g Naturreis | 150 g Thunfisch naturell (alternativ: 100 g Schweizer Käse | 6 kleine Essiggurken in Scheiben 50 g TK-Mais, aufgetaut oder mit kochendem Wasser kurz übergossen | 100 g TK-Erbsen, aufgetaut oder mit kochendem Wasser kurz übergossen | 1 kleine Paprikaschote, fein gewürfelt
Zubereitungszeit: am Vorabend ca. 40 Minuten; mittags ca. 10 Minuten

1 Den Reis am Vorabend kochen, kühl stellen.

2 Den Thunfisch mit einer Gabel auflockern bzw. den Käse in kleine Würfel schneiden. 2 Portionen des Fitdressings (siehe Seite 96), Reis und Gemüse dazugeben und alles vorsichtig vermengen.

Tipp 1 *Vor dem Essen Wasser/stilles Mineralwasser trinken.*

Tipp 2 *Zur Erfrischung von Atem und Geist sowie für eine gute Verdauung kauen Sie einige Fenchel- oder Kümmelsamen nach dem Essen.*

Zur Mahlzeit 3 Gläser Wasser oder aktiviertes, stilles Mineralwasser (mit 1 Scheibe Zitrone oder Orange und 5 Ingwerscheiben).

Info *Naturreis können Sie auch energiesparend über Nacht quellen lassen: Kochen Sie den Reis abends auf und lassen ihn dann einfach zugedeckt stehen. Der Topf sollte mit einem Handtuch umhüllt sein, damit er möglichst lange warm bleibt.*

Ofenkartoffeln mit Avocadosauce

Für die Hauptspeise (1 Portion): 200 g Biokartoffeln
2 EL geschmolzene Butter | 1 kleine reife Avocado, püriert
20 g frischer Ingwer, geschält und gerieben | 1 großes Bund frische
Kräuter (mindestens 3 Sorten) | 1 kleine Zwiebel in feinen Würfeln
1 Knoblauchzehe in dünnen Scheiben | 150 g Naturjoghurt (3,5 %
Fett) | 2 TL frisch gepresster Zitronensaft | Kräutersalz | Pfeffer aus
der Mühle | 1 Tomate
Zubereitungszeit: ca. 35 Minuten

Für das Dessert (8 Portionen): 3 Eier | 500 g Magerquark | 1
Päckchen Vanillepuddingpulver | 25 g frischer Ingwer, geschält und
gerieben | 1 Päckchen Zitronenzucker | 1 Prise Salz | 100 g Zucker
2 Äpfel, mittelgroß (am besten Boskop) | 1 TL Zimtzucker
Zubereitungszeit: ca. 60 Minuten

1 Die ungeschälten Biokartoffeln kochen, in Hälften teilen,
mit Butter bestreichen und im Ofen bei 200 °C (Umluft
180 °C, Gas Stufe 3–4) ca. 15 Minuten überbacken.

2 Avocadopüree mit Ingwer, gehackten Kräutern, Zwiebel-
würfeln und Knoblauchscheibchen verrühren.

3 Joghurt, Zitronensaft, Kräutersalz und Pfeffer darunter
mischen und die Masse über die heißen Kartoffelhälften geben. Die gewaschene Tomate vierteln und auf dem Teller mit
den Kartoffelhälften anrichten.

Tipp *Vor dem Abendessen sollten Sie 2 Gläser Wasser oder
stilles Mineralwasser trinken.*

Dessert **Bodenloser Käsekuchen**

1 Die Eier trennen, den Quark mit Eigelben, dem Vanille-
puddingpulver, dem Ingwer und dem Zitronenzucker verrühren.

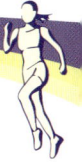

2 Das Eiweiß mit Salz und Zucker steif schlagen und vorsichtig unter die Quarkmasse heben. Die Mischung in eine mit Backpapier ausgelegte Springform füllen.

3 Äpfel schälen, Kerngehäuse entfernen, das Fruchtfleisch in Spalten schneiden und auf der Quarkmasse verteilen, Zimtzucker darüberstreuen. Den Kuchen im Ofen ca. 45 Minuten bei 170 °C (Umluft 150 °C, Gas Stufe 2) backen.

Tipp *Dieses Rezept ergibt 8 Portionen. Gönnen Sie sich heute eine Portion – morgen ist Sonntag, da dürfen es auch mal zwei sein …*

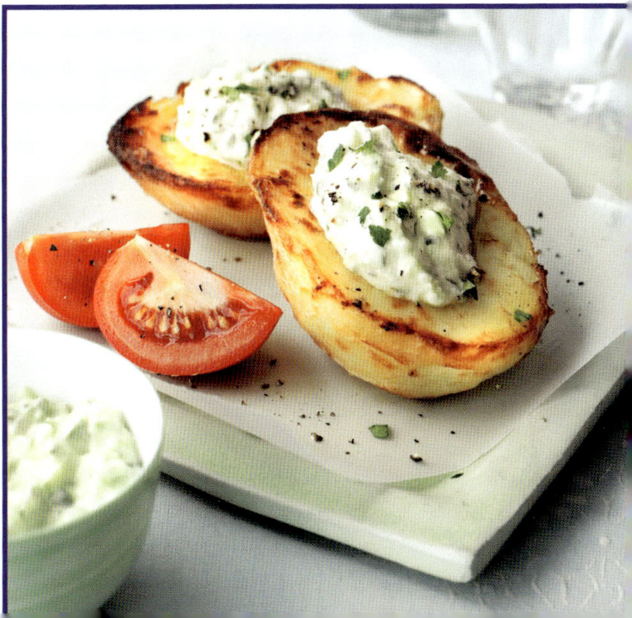

Woche 2 | Tag 7 – Sonntag

Haferschmaus

Für 2 Portionen: 100 g Biohaferkörner | 200 ml heißes, nicht mehr kochendes Wasser | 1 Banane, mittelgroß | 150 g frische Beeren (alternativ: 1 kleiner Apfel oder 1 Orange oder 1 Mandarine) 200 g Hüttenkäse | 2 EL Fruchtsauce oder Honig | etwas Zimtpulver
**Zubereitungszeit: am Abend ca. 5 Minuten;
morgens ca. 10 Minuten**

1 Vorbereitung am Vorabend: Die Haferkörner waschen, in eine Thermoskanne mit großer Öffnung geben. Das Wasser dazugeben, die Kanne verschließen und den Hafer über Nacht weichen lassen.

2 Die geschälte Banane mit einer Gabel zerdrücken und etwas aufschlagen, die Beeren oder den klein geschnittenen Apfel oder die zerteilte Orange bzw. Mandarine dazugeben.

3 Den abgegossenen Hafer dazugeben, den Hüttenkäse darübergeben, alles vorsichtig miteinander vermengen, mit Fruchtsauce oder Honig süßen und mit Zimt abschmecken.

Tipp *Zum Haferschmaus sollten Sie noch Flüssigkeit aufnehmen: je nach Belieben 2 Tassen grünen Tee und 1 Glas Wasser. Alternativ 2 Gläser Wasser mit 1 Tasse Kaffee oder mit 1 Espresso.*

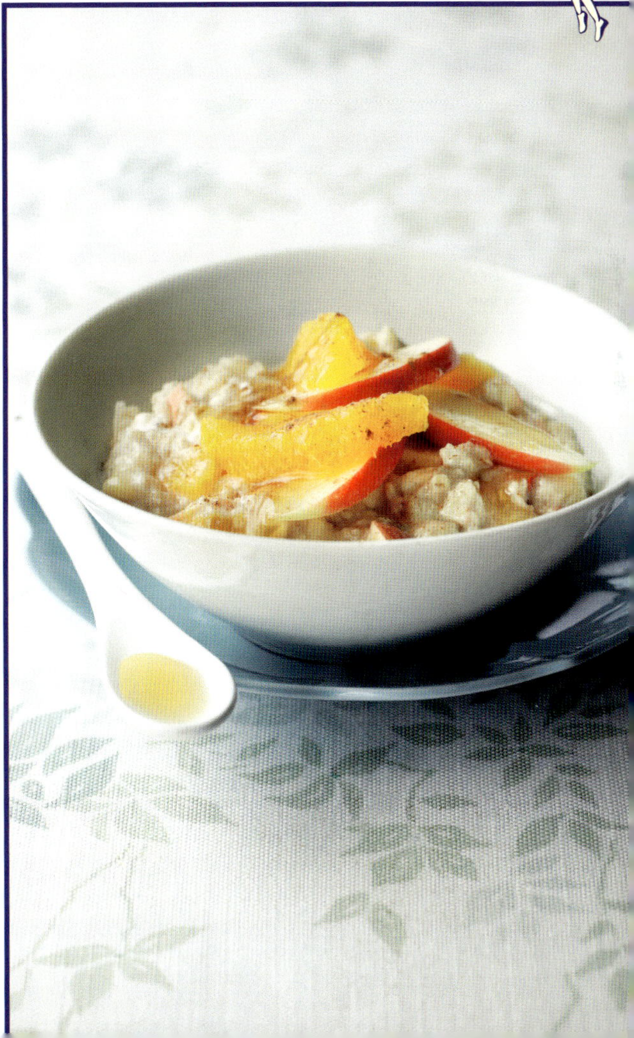

Mexican Mix mit Spiegelei

Für die Hauptspeise (2 Portionen): 50 g Tortillachips I 2 Eier
2 EL Butter I Kräutersalz I Pfeffer aus der Mühle I 1 EL frische Kräuter,
klein gehackt I 300 g Karotten in Stiften I Avocadodip (siehe Rezept
Seite 72) I 2 Scheiben Vollkornbrot
Zubereitungszeit: ca. 15 Minuten

1 Die Tortillachips in 2 Schälchen füllen.

2 Die Eier in einer Pfanne mit Butter zu Spiegeleiern braten, auf je 1 Scheibe Brot geben, salzen und pfeffern und mit
den gehackten Kräutern bestreuen.

3 Gestiftelte Karotten und Chips mit dem Avocadodip genießen.

Tipp 1 *Vor dem Mittagessen sollten Sie 2 Gläser Wasser oder
stilles Mineralwasser trinken.*

Tipp 2 *Zur Erfrischung von Atem und Geist sowie für eine
gute Verdauung kauen Sie einige Fenchel- oder Kümmelsamen nach dem Essen.*

Dessert Bodenloser Käsekuchen

Heute ist Sonntag, und Sie haben jetzt bereits 2 Wochen
Stoffwechseloffensive hinter sich – heute können Sie sich locker 2 Stückchen vom bodenlosen Käsekuchen (siehe Seite
108f.) leisten.

Info *Haben Sie Lust auf mehr Stoffwechselaktivierung?
Probieren Sie unseren Geheimtipp Chilischlucken: Nehmen
Sie 1 kleine Chilischote (ca. 1 Zentimeter lang) und schlucken
Sie diese wie eine Kapsel mit etwas Wasser.*

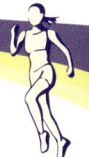

Abendessen

Reispfanne mit Pute

Für 2 Portionen: 100 g heller Reis | 200 g TK-Erbsen
100 g TK-Mais | 1 kleine Zwiebel | 4 EL Butterschmalz | 200 g
Bioputenbrust | etwas gekörnte Gemüsebrühe | Salz | Pfeffer aus der
Mühle | etwas mexikanische Gewürzmischung
Zubereitungszeit: ca. 50 Minuten

1 Den Reis nach Packungsanweisung garen.

2 Die Erbsen und den Mais in eine Glasschüssel geben, mit
kochendem Wasser übergießen und nach etwa 2 Minuten
abgießen.

3 Die abgezogene Zwiebel würfeln und im heißen Butterschmalz goldgelb anbraten, die gewaschene und trockengetupfte Putenbrust klein schneiden, dazugeben und 3 Minuten anbraten. Jetzt den Mais, die Erbsen und den Reis dazugeben, mit den Gewürzen abschmecken und alles etwa
5 Minuten köcheln lassen.

Tipp 1 *Vor dem Essen Wasser/stilles Mineralwasser trinken.*

Tipp 2 *Zum Nachtisch genießen Sie 1 Stück Schokolade (ca.
10 Gramm) und je nach Lust und Laune 1 Espresso.*

Zur Mahlzeit 2 Gläser Flüssigkeit (Brennnesseltee, Wasser,
leichte Saftschorle).

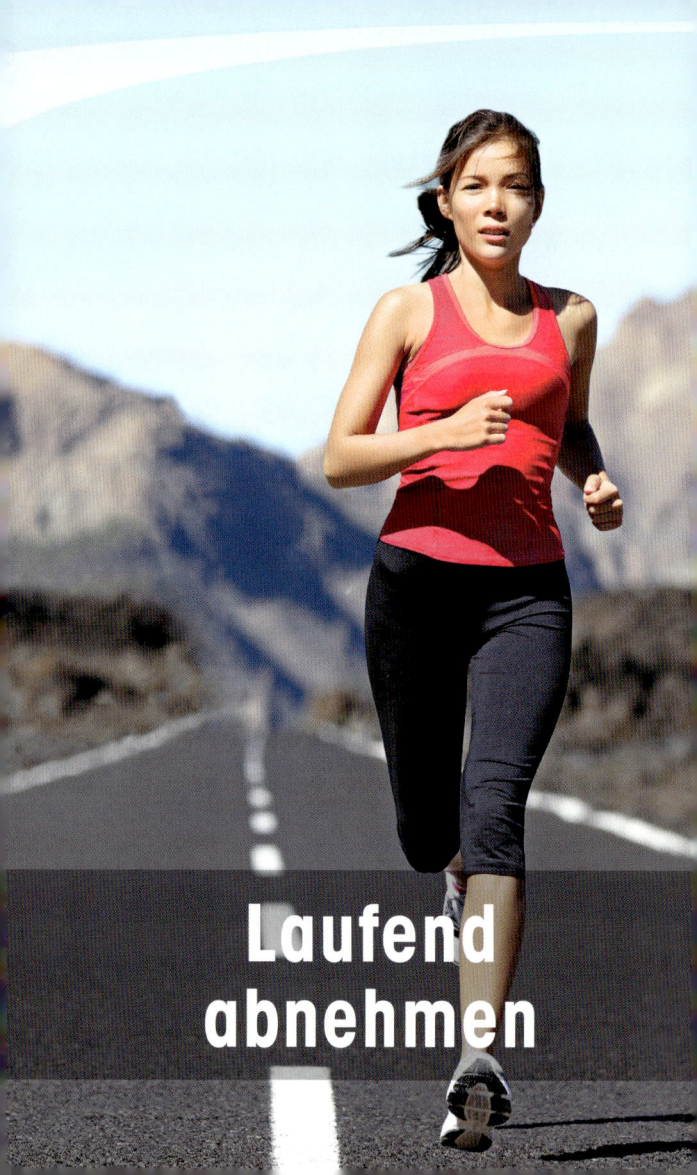

Laufend
abnehmen

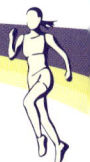

So läuft es gut

Sie haben beschlossen, mit Walking oder Jogging einzu-
steigen, abzunehmen und sich um Ihre Fitness zu küm-
mern. Sie haben vom Arzt grünes Licht für Sport erhalten,
sich ordentliche Laufschuhe geleistet, sind hoch motiviert
und möchten am liebsten gleich loslaufen? Gratulation!
Nun ist es Zeit, dafür Pläne zu schmieden.

Der Weg ist das Ziel

Wer abnehmen und seine Gesundheit verbessern möchte,
muss dafür keinesfalls Wettkämpfe absolvieren oder sogar
Marathon laufen. Für ein gesundes Herz-Kreislauf-System
sollten Sie mittelfristig erreichen, pro Woche rund 2500 Ki-

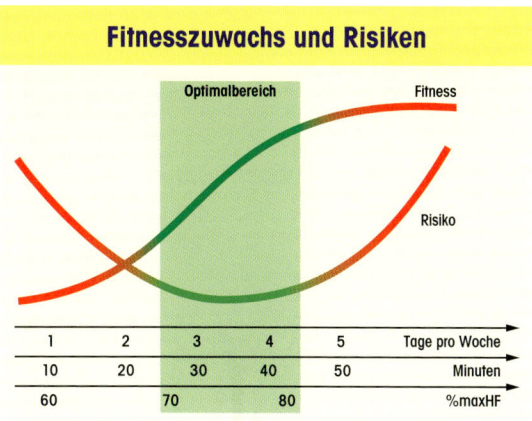

lokalorien mit Ausdauersport und Gymnastik zu verbrennen. Bei diesem Kalorienverbrauch durch Bewegung hat man zudem eine deutliche Verringerung des Herzinfarktrisikos gemessen.

Sie sollten als Einsteiger anstreben, mittelfristig drei bis vier Stunden in der Woche zu laufen, wofür man ungefähr jeden zweiten Tag aktiv sein sollte. Bei diesem Pensum tun Sie alles, was das Herz für sich und seine Gesundheit begehrt.

Die Kraft der Langsamkeit

Ein Dutzend Gründe für langsames Laufen

- Wirksamer Bereich für Herz- und Kreislauftraining
- Vermindertes orthopädisches Risiko
- Stabilisierung des passiven Bewegungsapparats
- Kürzere Regenerationsdauer
- Verbesserte Durchblutung durch vermehrte Kapillarisierung
- Zunahme der Sauerstoffspeicher im Muskel (Myoglobin)
- Vermehrung und Vergrößerung der Zellkraftwerke (Mitochondrien)
- Stärkung des Immunsystems
- Kalorienverbrauch mit einem hohen Anteil Fettverbrennung
- Entspannung vom Alltagsstress in der Natur statt erneuter Hetze
- Sauerstoffüberschuss zum ausgiebigen Nachdenken oder auch für lockere Gespräche mit Laufpartner(n)
- ... und fast unglaublich: Sie werden dabei sogar schneller!

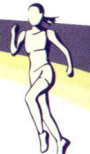

Der richtige Laufeinstieg

Walking oder Jogging? Nur Ihr Kopf weiß, ob Sie laufen oder gehen. Dem Hüftspeck, Herz und Kreislauf, dem Blutdruck und Cholesterinwert ist es vollkommen egal, ob Sie mit flottem Gehen oder mit Laufen abnehmen und fit und gesund werden.

Woher weiß man eigentlich, ob man zu Beginn gleich laufen oder doch besser erst walken sollte? Denken Sie immer daran, dass das Übergewicht beim Laufen viel mehr auf die Knochen geht als beim Walking.

Im grünen Bereich bleiben

Flottes Walking oder Nordic Walking mit betontem Armeinsatz ist also zunächst besser als langsames Joggen, bei übrigens gleichem Kalorienverbrauch. Noch mal: Wenn Sie zu schnell zu viel wollen, wenn Sie außer Atem sind, sich quälen und starken Muskelkater bekommen oder gar Schmerzen verspüren, dann haben Sie übertrieben! Erwarten Sie weniger, und Ihr Körper wird in die neue Aufgabe bestens hineinwachsen. Wenn Sie in diesem sanfteren Bereich der sogenannten Grundlagenausdauer regelmäßig trainieren, werden Sie mittelfristig immer fitter und flotter werden, ohne sich einmal gequält zu haben. Im grünen Bereich treiben Sie Aufbau, im roten Raubbau!

Bei Übergewicht – Walking oder Jogging?

Laufen und Walking sind verschwistert und haben viel mehr Gemeinsamkeiten als Gegensätze. Warum? Zwar hat die Laufbewegung bei uns schon Millionen erfasst. Die meisten sind aber noch inaktiv. Gerade für diese ist Walking, vor allem bei Übergewicht, als sanftes Bindeglied zwischen Nichtstun und Laufen ideal.

Sanfter Einstieg mit Walken

Der Schlüssel liegt im sanften Einstieg und dem kontinuierlichen Weitertrainieren. Walking kann dabei eine Durchgangsstation zum Laufen sein oder auch die lebenslängliche Sportart bleiben.

Bei Übergewicht walken? Oder joggen?

Bei Übergewicht könnte Walking also zumindest zu Beginn sinnvoll sein. Berechnen Sie Ihren Body-Mass-Index BMI (siehe Seite 44ff.). Wenn Sie stark übergewichtig oder adipös sind, so bedenken Sie, dass beim Laufen das Gewicht wenigstens doppelt so stark auf Ihren Knochen lastet wie beim Walking.

- **BMI 18,5 bis 26** Sie sind normalgewichtig, es gibt zumindest vom Gewicht her keine Einschränkung, mit dem Laufen zu beginnen.
- **BMI > 26** Sie haben Übergewicht. Walking wäre zu Beginn besser als Laufen; falls Sie doch mit Jogging einsteigen, dann zunächst bitte sehr langsam oder mit Gehpausen!
- **BMI > 30** Bei solchen Werten sind Sie adipös bzw. fettsüchtig. Spazierengehen und Walking kommen als Bewegungseinstieg vielleicht noch infrage, Laufen dagegen ist schon höchst riskant. Sie sollten auf jeden Fall vor Ihrem Trainingsbeginn einen sporterfahrenen Arzt konsultieren!

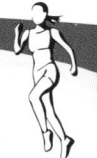

So läuft's richtig beim Einstieg

- Machen Sie einen Gesundheitscheck beim sporterfahrenen Arzt.
- Besorgen Sie sich gute Laufschuhe im Fachgeschäft Ihres Vertrauens.
- Bei guter Funktionskleidung gibt es kein schlechtes Wetter.
- Suchen Sie Gleichgesinnte im Bekanntenkreis oder bei einem Lauftreff.
- Beginnen Sie auf einer flachen Strecke mit Naturboden.
- Rollen Sie über den ganzen Fuß ab.
- Laufen Sie aufrecht und ohne künstlich große Schritte.
- Pendeln Sie locker mit den Armen neben dem Körper nach vorn.
- Atmen Sie frei und ungezwungen durch den Mund.
- Stapeln Sie tief und beginnen Sie mit Walking oder Jogging mit Gehpausen.
- Üben Sie zu Beginn ganz langsam dreimal pro Woche 30 Minuten.
- Lassen Sie Ihrem Körper Zeit, in die neue Belastung hineinzuwachsen.
- Trainieren Sie zunächst öfter oder länger, bevor Sie schneller werden.
- Trinken Sie reichlich Mineralwasser und Fruchtsaftschorlen.
- Essen Sie eine Stunde zuvor etwas Leichtes wie eine Banane.
- Ergänzen Sie das Training mit Dehnungs- und Kräftigungsübungen (siehe Seite 142ff.).
- Führen Sie von Beginn an ein Lauftagebuch (Vorlage z. B. in: Herbert Steffny, Das große Laufbuch, Südwest Verlag).

Die Laufpläne

Die folgenden Trainingspläne bauen aufeinander auf. Sie können sich mit deren Hilfe gegebenenfalls über Wochen und Monate vom Walking- oder Joggingeinsteiger bis zum Fitnessläufer entwickeln. Der nach Ihrem momentanen Trainingsstand richtig ausgewählte Einstieg ist die beste Garantie für den langfristigen Erfolg.

Den richtigen Plan finden

Suchen Sie das am ehesten zu Ihnen passende Programm heraus. Ziel der ersten zwei Pläne ist es, zunächst über Walking oder Walking mit Joggingeinheiten dreimal eine halbe Stunde in der Woche laufen zu lernen. Wenn Sie das schon können, baut der dritte Plan »Vom Jogging zum Fitnesslauf« ab Seite 130 darauf auf.

Wählen Sie aus den verschiedenen Trainingsplänen aus:
Sie gehen bereits mindestens 30 bis 60 Minuten zusammenhängend spazieren?

Plan 1: »Einstieg mit Walking«
Sie können mindestens 30 Minuten ziemlich flott gehen oder sind bereits Walker und möchten jetzt laufen lernen?

Plan 2: »Vom Walking zum Jogging«
Sie können bereits über 30 Minuten vielleicht mit einigen Gehpausen langsam joggen?

Plan 2 ab der dritten Woche
Sie können bereits ohne Gehpause eine halbe Stunde am Stück langsam joggen?

Plan 3: »Vom Jogging zum Fitnesslauf«

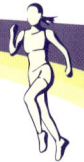

Trainingspläne richtig umsetzen

Die Pläne gehen davon aus, dass Sie wenig Zeit haben, während der Woche arbeiten und daher wochentags weniger trainieren können.

Für eine optimale Trainingsgestaltung sollten Sie Folgendes beachten, damit nichts schiefläuft:

- Haben Sie Geduld! Biologische Anpassungsprozesse brauchen Zeit. Der Kopf will oft Dinge viel zu schnell erreichen, die der Körper noch nicht kann.
- Laufen Sie Ihr geplantes Tempo und lassen Sie sich auch in einer Gruppe von niemandem zu einer intensiveren Belastung verführen.
- Steigern Sie den Umfang Ihres Trainings pro Woche nie um mehr als 20 %. So kann der verletzungsempfindliche passive Bewegungsapparat mitwachsen. Achten Sie frühzeitig auf Ihre Körpersignale.
- Steigern Sie nicht jede Woche Ihr Pensum, sondern wiederholen Sie immer einen Wochenzyklus oder bestimmte Trainingsformen, bevor Sie ein weiteres »Eisen auflegen«, also die Intensität steigern. Die langen Einheiten am Sonntag steigern Sie nicht jede Woche, sondern nur alle zwei bis drei Wochen.
- Überspringen Sie nicht einzelne Wochen in den Plänen. Je sanfter und geduldiger Sie die Trainingsreize zu Beginn steigern, desto stabiler wird sich Ihr Körper anpassen.
- Vertauschen Sie nicht beliebig die Einheiten des Plans über die Woche. Intensives Training sollte immer vor langen Einheiten stehen. Auf Belastungstage sollten immer Regenerationstage folgen.

- Fühlen Sie sich in einer Woche deutlich überfordert, stufen Sie sich wieder einen 14-Tages-Zyklus tiefer ein.
- Üben Sie regelmäßig! Wenn Sie eine Woche fleißig sind und dann das Training wieder ausfallen lassen, bedeutet das immer einen Rückgang Ihrer Fitness.
- Bei Trainingsausfall oder einer Erkrankung von einigen Tagen sollten Sie die vorhergehende Woche unbedingt noch einmal wiederholen. War Ihre Trainingspause länger als eine Woche, sollten Sie sich doppelt so lange zurückstufen, wie die Unterbrechung gedauert hat.
- Nach dem Training bitte die Dehnungsübungen in keinem Fall vergessen (siehe Seite 142ff.)!

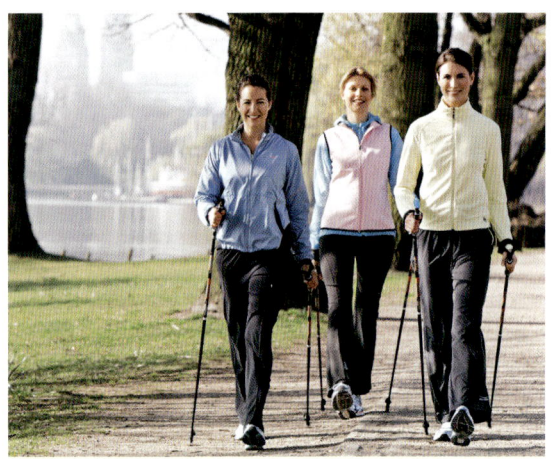

Beginn mit Walken oder Nordic Walken. Kommen Sie in Gang: für Gesundheit, Vitalität, Wohlbefinden – und eine gute Figur!

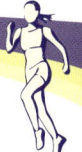

Plan 1: Einstieg mit Walking

Mit diesem Plan für alle Einsteiger lernen Sie über sechs Wochen, erst einmal mit Walking oder Nordic Walking fitter zu werden, also durch flottes Gehen mit betontem Armeinsatz oder Stöcken. Zunächst trainieren Sie dreimal pro Woche 40 Minuten.

Ab der zweiten Woche wird eine etwas längere Walkingeinheit eingeführt. Nach sechs Wochen sollten Sie bereits mehr als eine Stunde trainieren können.

Ab der dritten Woche wird das Training durch ein flotteres Powerwalking einmal pro Woche noch variabler. Nach rund sechs Wochen beherrschen Sie ein sehr effizientes Mischtraining für Walker und könnten in den nächsten Plan mit Jogging einsteigen oder durch Verlängerung einzelner Einheiten bzw. einen vierten Trainingstag beim Walking lebenslänglich fit bleiben.

Ihre Energiebilanz

Auf die verbrannten Kilokalorien kommen Sie, wenn Sie Ihr Gewicht mit den jeweils zurückgelegten Kilometern multiplizieren. Ein Beispiel: Wer 80 Kilogramm wiegt, verbraucht in der ersten Woche 1080 und in der sechsten Woche bereits 1520 Kilokalorien.

Legende zu allen Plänen

DL	=	Dauerlauf
% maxHF	=	Prozent der maximalen Herzfrequenz
FSP	=	Fahrtspiel

Plan 1 – 1. Trainingswoche

Tag	Training	ca. km
Mo	–	–
Di	–	–
Mi	Walking 40 Min. (65–75 % maxHF)	4–5
Do	–	–
Fr	–	–
Sa	Walking 40 Min. (65–75 % maxHF)	4–5
So	Walking 40 Min. (65–75 % maxHF)	4–5

Plan 1 – 2. Trainingswoche

Tag	Training	ca. km
Mo	–	–
Di	–	–
Mi	Walking 40 Min. (65–75 % maxHF)	4–5
Do	–	–
Fr	–	–
Sa	Walking 40 Min. (65–75 % maxHF)	4–5
So	Walking 50 Min. (65–75 % maxHF)	6

Plan 1 – 3. Trainingswoche

Tag	Training	ca. km
Mo	–	–
Di	–	–
Mi	Walking 40 Min. (65–75 % maxHF)	4–5
Do	–	–
Fr	–	–
Sa	Walking 40 Min., darin 15 Min. flott bei 75–80 % maxHF	5
So	Walking 50 Min. (65–75 % maxHF)	6

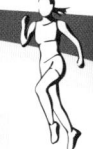

Trainingsplan »Einstieg mit Walking«

Plan 1 – 4. Trainingswoche

Tag	Training	ca. km
Mo	–	–
Di	–	–
Mi	Walking 40 Min. (65–75 % maxHF)	4–5
Do	–	–
Fr	–	–
Sa	Walking 40 Min., darin 15 Min. flott bei 75–80 % maxHF	5
So	Walking 60 Min. (65–70 % maxHF)	6–7

Plan 1 – 5. Trainingswoche

Tag	Training	ca. km
Mo	–	–
Di	–	–
Mi	Walking 45 Min. (65–75 % maxHF)	5
Do	–	–
Fr	–	–
Sa	Walking 45 Min., darin 20 Min. flott bei 80 % maxHF	5–6
So	Walking 60 Min. (70 % maxHF)	6–7

Plan 1 – 6. Trainingswoche

Tag	Training	ca. km
Mo	–	–
Di	–	–
Mi	Walking 45 Min. (70–75 % maxHF)	5
Do	–	–
Fr	–	–
Sa	Walking 50 Min., darin 25 Min. flott bei 80-85 % maxHF	6
So	Walking 70 Min. (70 % maxHF)	8

© Steffny, Die kleine Lauf-Diät, Südwest Verlag 2014

Plan 2: Vom Walking zum Jogging

Mit diesem Übergangsplan können Sie in zehn Wochen vom Walker zum Läufer werden. Sie sollten dafür kein starkes Übergewicht mehr haben. Es werden nun vermehrt ganz langsame Joggingabschnitte eingestreut. Im Laufe der Wochen wird Gehen mehr und mehr durch Laufen ersetzt. Bei den kurzen Laufabschnitten sollten Sie nicht außer Atem kommen, also immer unterhalb der anaeroben Schwelle bleiben. Wichtig: die ersten fünf bis zehn Minuten warm gehen und auch am Ende einige Minuten locker ausgehen.

Das variable Training dieses Plans wird immer gleichförmiger und auch kürzer, da Laufen zu Beginn orthopädisch noch anspruchsvoller ist. Ziel ist, zunächst lediglich dreimal 30 Minuten am Stück joggen zu können. Zwischen diesen Abschnitten sind Gehpausen von je zwei Minuten zur Erholung. Wenn Sie mit diesem Plan bis zur zehnten Woche gelangt sind, können Sie mit Plan 3 weiterlaufen. Wer 80 Kilo wiegt, verbrennt mit Plan 2 übrigens knappe 1500 Kilokalorien pro Woche.

Plan 2 – 1. Trainingswoche

Tag	Training	ca. km
Mo	–	–
Di	–	–
Mi	Walking 40 Min., darin 5 x 2 Min. Jogging bis 80 % maxHF	5
Do	–	–
Fr	–	–
Sa	Walking 45 Min., darin 5 x 2 Min. Jogging bis 80 % maxHF	5–6
So	Walking 60 Min., darin 5 x 2 Min. Jogging bis 80 % maxHF	7–8

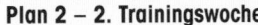

Trainingsplan »Vom Walking zum Jogging«

Plan 2 – 2. Trainingswoche

Tag	Training	ca. km
Mo	–	–
Di	–	–
Mi	Walking 40 Min., darin 4 x 3 Min. Jogging bis 80 % maxHF	5
Do	–	–
Fr	–	–
Sa	Walking 45 Min., darin 3 x 5 Min. Jogging bis 80 % maxHF	5–6
So	Walking 60 Min., darin 4 x 3 Min. Jogging bis 80 % maxHF	7–8

Plan 2 – 3. Trainingswoche

Tag	Training	ca. km
Mo	–	–
Di	–	–
Mi	Walking 40 Min., darin 5 x 2 Min. Jogging bis 80 % maxHF	5
Do	–	–
Fr	–	–
Sa	Walking 45 Min., darin 4 x 3 Min. Jogging bis 80 % maxHF	5–6
So	Walking 60 Min., darin 5 x 2 Min. Jogging bis 80 % maxHF	7–8

Plan 2 – 4. Trainingswoche

Tag	Training	ca. km
Mo	–	–
Di	–	–
Mi	Walking 40 Min., darin 4 x 3 Min. Jogging bis 80 % maxHF	5
Do	–	–
Fr	–	–
Sa	Walking 45 Min., darin 3 x 5 Min. Jogging bis 80 % maxHF	5–6
So	Walking 50 Min., darin 3 x 5 Min. Jogging bis 80 % maxHF	7

Plan 2 – 5. Trainingswoche

Tag	Training	ca. km
Mo	–	–
Di	–	–
Mi	Walking 45 Min., darin 3 x 5 Min. Jogging bis 80 %	5
Do	–	–
Fr	–	–
Sa	Walking 45 Min., darin 3 x 5 Min. Jogging bis 80 % maxHF	5–6
So	Walking 50 Min., darin 2 x 8 Min. Jogging bis 80 % maxHF	6–7

Plan 2 – 6. Trainingswoche

Tag	Training	ca. km
Mo	–	–
Di	–	–
Mi	Walking 45 Min., darin 2 x 8 Min. Jogging bis 80 % maxHF	5–6
Do	–	–
Fr	–	–
Sa	Walking 45 Min., darin 2 x 8 Min. Jogging bis 80 % maxHF	5–6
So	Walking 45 Min., darin 4 x 5 Min. Jogging bis 80 % maxHF	5–6

Plan 2 – 7. Trainingswoche

Tag	Training	ca. km
Mo	–	–
Di	–	–
Mi	Walking 45 Min., darin 4 x 5 Min. Jogging bis 80 % maxHF	5-6
Do	–	–
Fr	–	–
Sa	Walking 45 Min., darin 2 x 8 Min. Jogging bis 80 % maxHF	5–6
So	Walking 50 Min., darin 3 x 8 Min. Jogging bis 80 % maxHF	5-6

© Steffny, Die kleine Lauf-Diät, Südwest Verlag 2014

Plan 2 – 8. Trainingswoche

Tag	Training	ca. km
Mo	–	–
Di	–	–
Mi	Walking 45 Min., darin 3 x 10 Min. Jogging bis 80 % maxHF	6
Do	–	–
Fr	–	–
Sa	Walking 45 Min., darin 3 x 8 Min. Jogging bis 80 % maxHF	5-6
So	Walking 45 Min., darin 2 x 15 Min. Jogging bis 80 % maxHF	6

Plan 2 – 9. Trainingswoche

Tag	Training	ca. km
Mo	–	–
Di	–	–
Mi	Walking 45 Min., darin 3 x 10 Min. Jogging bis 80 % maxHF	6
Do	–	–
Fr	–	–
Sa	Walking 45 Min., darin 3 x 10 Min. Jogging bis 80 % maxHF	6
So	Walking 45 Min., darin 30 Min. Jogging bis 80 % maxHF	6

Plan 2 – 10. Trainingswoche

Tag	Training	ca. km
Mo	–	–
Di	–	–
Mi	Walking 45 Min., darin 2 x 15 Min. Jogging bis 80 % maxHF	6
Do	–	–
Fr	–	–
Sa	Walking 45 Min., darin 2 x 15 Min. Jogging bis 80 % maxHF	6
So	Walking 45 Min., darin 30 Min. Jogging bis 80 % maxHF	6

© Steffny, Die kleine Lauf-Diät, Südwest Verlag 2014

Plan 3: Vom Jogging zum Fitnesslauf

Nachdem Sie nun über einen der vorhergehenden Pläne dreimal pro Woche eine halbe Stunde mühelos am Stück zu laufen gelernt haben, sollten Sie Ihr Programm vorsichtig weiter steigern. Im folgenden Zwölf-Wochen-Plan mit dreimal Training pro Woche werden Sie in der letzten Woche etwa 30 Kilometer zurücklegen. Das sind je nach Körpergewicht rund 2000 bis 3000 Kilokalorien. Hinzu kommen die Sportkalorien der Kräftigungsgymnastik und der erhöhte Kalorienverbrauch durch den beim Training entstandenen Muskelaufbau. Insgesamt erreichen Sie somit die gesundheitliche Vorgabe, rund 2500 Kilokalorien pro Woche durch Sport zu verbrennen. Mehr müssten Sie für Ihre Fitness und Ihr Wohlbefinden nicht laufen.

Der lebenslängliche Laufplan

Dieser Plan wird Sie über zwölf Wochen zu einem Laufprogramm führen, das Sie lebenslänglich fortführen sollten. Der zeitliche Aufwand bei diesem Plan wird bei dreimal Laufen pro Woche bleiben, aber Sie werden länger und zunehmend variabler trainieren, um noch mehr aus diesen Trainingseinheiten herauszuholen. Am Sonntag wird zunächst ein längerer, aber langsamer Lauf eingeführt, der bei 70 bis höchstens 75 % des Maximalpulses gelaufen wird. Nach elf Wochen schaffen Sie bereits 90 Minuten. Ab der neunten Woche kommt am Samstag eine etwas flottere Einheit hinzu, die 14-tägig alternierend entweder als Tempodauerlauf oder als Belastungswechsel auf bergiger Strecke oder in einem Fahrtspiel durchgeführt wird.

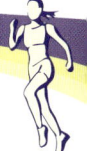

Der flotte Dauerlauf

Bisher liefen Sie mehr oder weniger alles im gleichen Trott bei 70 bis 80 % des Maximalpulses. Das ist zu Beginn auch in Ordnung. Doch das Training wird effizienter, wenn Sie nun vielseitiger trainieren. Der Bewegungsapparat sollte nach einigen Monaten Lauftraining nun stabil genug sein, schnellere Dauerläufe bei 80 bis 85 % ohne Risiko zu verkraften. Läufe über 90 % des Maximalpulses sind beim Fitness- und Gesundheitstraining fehl am Platz. Selbst bei Wettkampfläufern machen sie nie mehr als 5 bis 10 % des Trainings aus. Die Tempoeinheit sollte immer samstags oder wenn möglich freitags vor dem langen Lauf am Sonntag sein. Nach einer wenigstens 10- bis 15-minütigen Aufwärmphase laufen Sie kontinuierlich zunächst 20, zwei Wochen später 30 Minuten flott. Zum Abschluss des schnellen Teils laufen Sie sich zehn Minuten langsam aus und machen Dehnungsübungen. Diesen Tempodauerlauf alternieren Sie 14-tägig mit dem nachfolgenden Tempowechsellauf.

Alle Tempoeinheiten sollten im Winter bei Frost wegen der Verletzungsgefahr durch Dauerlauf ersetzt werden. Alternativ kann man sie auf einem Laufband durchführen.

Fahrtspiel als Tempospritze

Das Fahrtspiel in der zwölften Woche könnten Sie nach Lust und Laune abwechselnd mit flotten und langsamen Tempoabschnitten gestalten.

Wenn Sie feste Vorgaben brauchen, können Sie es beispielsweise so durchführen:

- 10 bis 15 Minuten Warmlaufen, dann geht's los:
- 2 Minuten flott bei 90 % Maximalpuls,

- 2 Minuten traben bei 65 % Maximalpuls,
- 4 Minuten flott bei 90 % Maximalpuls,
- 3 Minuten traben bei 65 % Maximalpuls,
- 7 Minuten flott bei 85 % Maximalpuls,
- 4 Minuten traben bei 65 % Maximalpuls,
- 4 Minuten flott bei 90 % Maximalpuls,
- 3 Minuten traben bei 65 % Maximalpuls,
- 2 Minuten flott bei 90 % Maximalpuls,
- 5 bis 10 Minuten ganz langsam auslaufen und Dehnungsübungen.

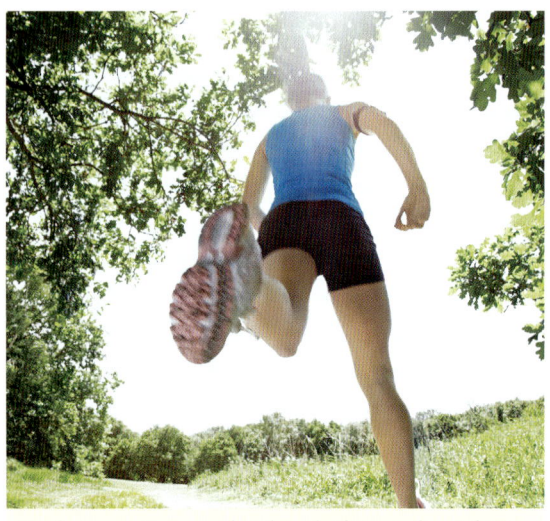

Der bequemen Vergangenheit davonlaufen – werden auch Sie zum Fitnessläufer: Ihre Figur dankt es Ihnen.

Belastungswechsel am Berg

Auch ein Dauerlauf in bergig-welligem Gelände wie in der neunten Woche ist ein empfehlenswerter, spielerischer Belastungswechsel und daher fast schon ein Fahrtspiel. Sollten Sie kein bergiges Gelände zur Verfügung haben, so könnten Sie diese Einheit auch als Fahrtspiel oder auf einem Laufband mit wechselnder Steigung durchführen.

Wenn Sie bei kurzen Anstiegen bergan das Tempo etwas verschärfen, können Sie kurzfristig sogar leicht in den roten Bereich über 90 % des Maximalpulses gelangen. Bei längeren Anstiegen sollten Sie aber immer darunter bleiben.

So läuft es weiter

Für Gesundheitstraining wäre aber auch ein gemischter Plan mit Crosstraining möglich, beispielsweise mit Laufen, Radfahren und Schwimmen. Der Zeitaufwand ist allerdings größer, dafür trainieren Sie aber optimal neben dem Herz-Kreislauf-System die Ausdauer variabler mit verschiedenen Muskelgruppen. Ob triathlonartiges Mischtraining oder reines Laufen, noch leistungsfähiger würden Sie, wenn Sie Ihr Training auf viermal pro Woche ausbauen. Es käme ein weiterer Dauerlauf bei 70 bis 80 % hinzu. Dann wäre statt nur mittwochs je ein ruhiger Dauerlauf von 45 Minuten am Dienstag und Donnerstag einzuplanen.

Wenn Sie neue läuferische Herausforderungen suchen bei Wettkämpfen, einem Volkslauf oder sogar Halbmarathon bzw. das ganz große Ziel Marathon anstreben, sollten Sie zu Herbert Steffnys bewährtem Standardwerk »Das große Laufbuch. Alles, was man übers Laufen wissen muss« greifen (ebenfalls erschienen im Südwest Verlag).

Plan 3 – 1. Trainingswoche

Tag	Training	ca. km
Mo	–	–
Di	–	–
Mi	Ruhiger DL 30 Min. (70–80 % maxHF)	4–5
Do	–	–
Fr	–	–
Sa	Ruhiger DL 30 Min. (70–80 % maxHF)	4–5
So	Ruhiger DL 30 Min. (70–80 % maxHF)	4–5

Plan 3 – 2. Trainingswoche

Tag	Training	ca. km
Mo	–	–
Di	–	–
Mi	Ruhiger DL 30 Min. (70–80 % maxHF)	4–5
Do	–	–
Fr	–	–
Sa	Ruhiger DL 30 Min. (70–80 % maxHF)	4–5
So	40 Min. langsamer DL (70 % maxHF)	6–7

Plan 3 – 3. Trainingswoche

Tag	Training	ca. km
Mo	–	–
Di	–	–
Mi	Ruhiger DL 30 Min. (70–80 % maxHF)	6–7
Do	–	–
Fr	–	–
Sa	Ruhiger DL 30 Min. (70–80 % maxHF)	4–5
So	45 Min. langsamer DL (70 % maxHF)	8–9

Plan 3 – 4. Trainingswoche

Tag	Training	ca. km
Mo	–	–
Di	–	–
Mi	Ruhiger DL 30 Min. (70–80 % maxHF)	4–5
Do	–	–
Fr	–	–
Sa	Ruhiger DL 30 Min. (70–80 % maxHF)	4–5
So	50 Min. langsamer DL (70 % maxHF)	6

Plan 3 – 5. Trainingswoche

Tag	Training	ca. km
Mo	–	–
Di	–	–
Mi	Ruhiger DL 40 Min. (70–80 % maxHF)	4–5
Do	–	–
Fr	–	–
Sa	Ruhiger DL 30 Min. (70–80 % maxHF)	4–5
So	60 Min. langsamer DL (70 % maxHF)	7–8

Plan 3 – 6. Trainingswoche

Tag	Training	ca. km
Mo	–	–
Di	–	–
Mi	Ruhiger DL 40 Min. (70–80 % maxHF)	6
Do	–	–
Fr	–	–
Sa	Ruhiger DL 35 Min. (70–80 % maxHF)	5
So	70 Min. langsamer DL (70 % maxHF)	10

© Steffny, Die kleine Lauf-Diät, Südwest Verlag 2014

Plan 3 – 7. Trainingswoche

Tag	Training	ca. km
Mo	–	–
Di	–	–
Mi	Ruhiger DL 40 Min. (70–80 % maxHF)	6
Do	–	–
Fr	–	–
Sa	Ruhiger DL 40 Min. (70–80 % maxHF)	6
So	70 Min. langsamer DL (70 % maxHF)	10

Plan 3 – 8. Trainingswoche

Tag	Training	ca. km
Mo	–	–
Di	–	–
Mi	Ruhiger DL 40 Min. (70–80 % maxHF)	6
Do	–	–
Fr	–	–
Sa	Ruhiger DL 40 Min. (70–80 % maxHF)	6
So	80 Min. langsamer DL (70 % maxHF)	11–12

Plan 3 – 9. Trainingswoche

Tag	Training	ca. km
Mo	–	–
Di	–	–
Mi	Ruhiger DL 40 Min. (70–80 % maxHF)	6
Do	–	–
Fr	–	–
Sa	DL 45 Min., bergiges Gelände (70–90 % maxHF)	6–7
So	80 Min. langsamer DL (70 % maxHF)	11–12

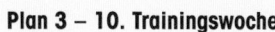

Trainingsplan »Vom Jogging zum Fitnesslauf«

Plan 3 – 10. Trainingswoche

Tag	Training	ca. km
Mo	–	–
Di	–	–
Mi	Ruhiger DL 40 Min. (70–80 % maxHF)	6
Do	–	–
Fr	–	–
Sa	Tempo-DL 45 Min., darin 20 Min. flott (80–85 % maxHF)	7
So	80 Min. langsamer DL (70 % maxHF)	11–12

Plan 3 – 11. Trainingswoche

Tag	Training	ca. km
Mo	–	–
Di	–	–
Mi	Ruhiger DL 45 Min. (70–80 % maxHF)	7–8
Do	–	–
Fr	–	–
Sa	50 Min. Fahrtspiel (Tempowechsel, 70–90 % maxHF)	8–9
So	90 Min. langsamer DL (70 % maxHF)	13–14

Plan 3 – 12. Trainingswoche

Tag	Training	ca. km
Mo	–	–
Di	–	–
Mi	Ruhiger DL 45 Min. (70–80 % maxHF)	7
Do	–	–
Fr	–	–
Sa	Tempo-DL 50 Min., darin 30 Min. flott (80–85 % maxHF)	8
So	90 Min. langsamer DL (70 % maxHF)	13

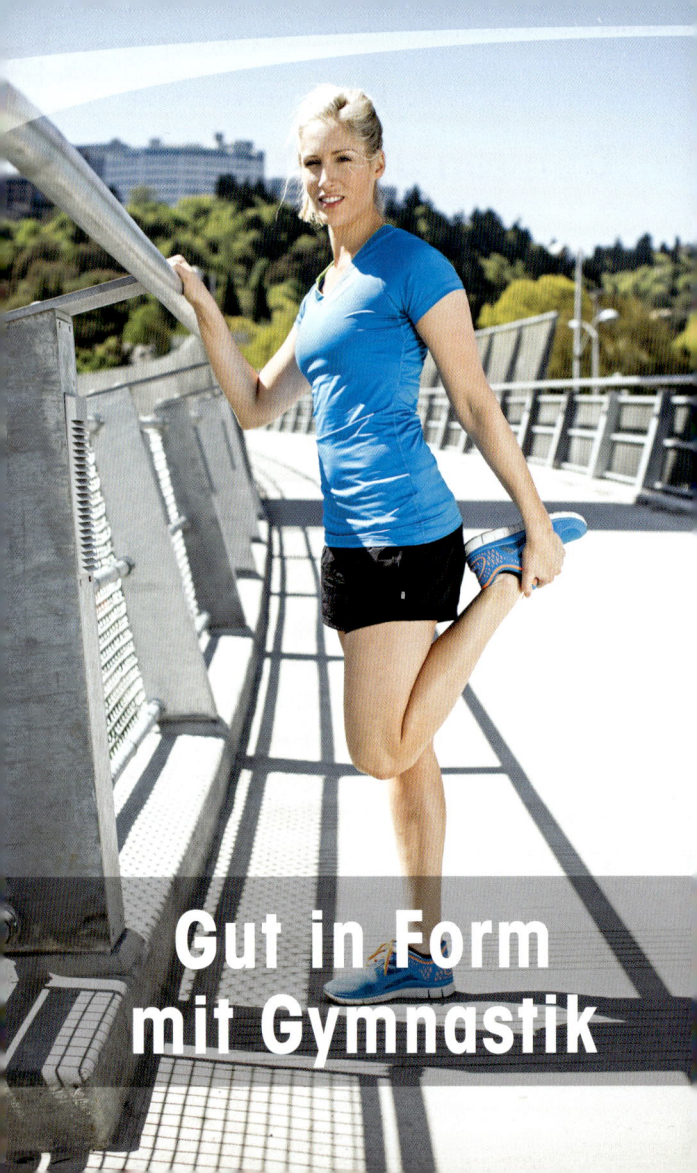

Gut in Form
mit Gymnastik

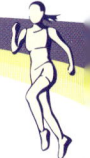

Dehnen und Kräftigen

Ausdauertraining ist gut für das Herz-Kreislauf-System, und Laufen oder flottes Walking verbrennt in kurzer Zeit mit die meisten Kalorien unter allen Sportarten. Joggen allein ist aber zu einförmig. Daher sollten Sie es zumindest mit Gymnastik, Dehnen und Kräftigen ergänzen. Krafttraining gibt einen knackigeren Körper und verhindert nicht nur Rückenprobleme, sondern erhöht durch den Muskelaufbau auch dauerhaft Ihren Grundstoffwechsel. Mit diesem Nachbrennereffekt verlieren Sie einige lästige Pfunde so ganz nebenbei.

Gymnastik schafft Ausgleich

Rückenbeschwerden, verspannter Nacken und zwackende Beinmuskeln kommen fast immer vom Sitzen und Nichtstun, seltener vom Sport. Faulenzen, aber auch monotones und überzogenes Training fördern Verspannungen und muskuläre Ungleichgewichte, sogenannte Dysbalancen. Beim Laufen werden die Beinmuskeln sehr stark trainiert, die Bauchmuskeln nur wenig. Die Rumpfmuskulatur muss also separat gestärkt, die verspannten Beinmuskeln sollten durch Dehnungsübungen gelockert werden.
Die Körpermuskulatur ist in ihrer Faserzusammensetzung nicht überall gleich. Durch einseitig betriebene Tätigkeiten im Beruf und Fehlhaltungen, aber auch durch Sport neigen sogenannte tonische Muskeln zum Verkürzen. Die phasi-

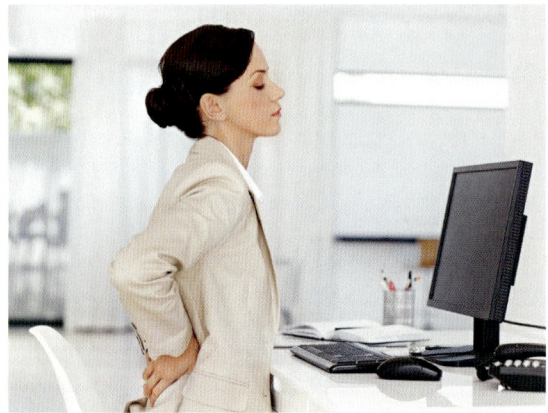

Speziell »Schreibtischtäter« brauchen sportlichen Ausgleich.

schen Muskeln schwächen eher ab. Ist ein Muskel verkürzt, sein Gegenspieler für eine Bewegung dagegen verkümmert, kommt es zu einer Dysbalance, was den Laufstil verschlechtert – oder sogar zu ernsteren orthopädischen Beschwerden führen kann.

Das folgende Gymnastikprogramm entspannt und kräftigt, fördert das Balancegefühl und hilft übrigens auch nach langem Sitzen im Büro oder im Auto. Es gibt für Dehnungs- und Kräftigungsübungen viele gute Gründe:

- Verspannungen und Verhärtungen werden abgebaut.
- Fehlhaltungen werden beseitigt.
- Rückenprobleme werden verhindert oder vermindert.
- Die Durchblutung wird gefördert.
- Die Regeneration beschleunigt sich.

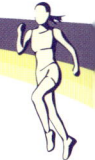

- Die Beweglichkeit wird verbessert.
- Sie laufen schöner, ökonomischer und schneller.
- Die Verletzungsanfälligkeit wird verringert.
- Der Grundstoffwechsel wird durch Muskelaufbau erhöht.
- Sie bekommen einen strafferen Körper und kommen der Strandfigur immer näher.

Wie soll man dehnen?

Statisches Dehnen ist eine einfache, wirksame Variante des Stretchings. Gleiten Sie in die Übungen langsam hinein und dehnen Sie nur so weit, bis Sie ein deutliches, vielleicht sogar unangenehmes Ziehen, keinesfalls aber Schmerzen im Muskel verspüren. Halten Sie die gefundene Endposition und dehnen ohne zu wippen jeweils für 15 bis 20 Sekunden. Wer beim Dehnen stark wippt, löst eine reflektorische Anspannung sozusagen gegen das Zerrissenwerden der betroffenen Muskulatur aus. Zudem kann man sich verletzen. Üben Sie nach jedem Training mit noch warmen Muskeln. Jetzt ist Dehnen fast wichtiger als vor dem Training, denn auch langes oder intensives Laufen verspannt die Muskeln.

Sie brauchen für das Dehnprogramm rund zehn Minuten. Wiederholen Sie jede Übung zwei- bis dreimal für beide Seiten, bevor Sie zur nächsten übergehen. Dehnen Sie Ihre Problemstellen häufiger. Achten Sie auf eine saubere Durchführung, atmen Sie dabei ruhig weiter. Sie sollten nie in bestehende Schmerzen hineindehnen. Bei leichtem Muskelkater dehnen Sie vorsichtiger, bei starken Schmerzen überhaupt nicht. Die Muskelfasern sind durch überzogenes Training angeschlagen und werden gerade repariert. Hier sind ein Wannenbad, ein Spaziergang oder Schwimmen sinnvoller.

Das Dehnungsprogramm

Wadenmuskel und Achillessehne

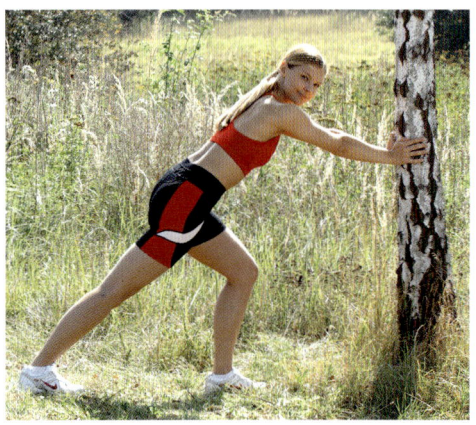

Mit den Händen an einem Baum, einer Wand oder dergleichen abstützen, ein Bein gestreckt so weit nach hinten schieben, dass dabei die entsprechende Ferse gerade noch flach auf dem Boden bleibt, die Fußspitze muss nach vorn zeigen, Körper gerade halten. Wichtig zur Vermeidung von Achillessehnenbeschwerden.

Oberschenkelrückseite

Ferse auf eine nicht zu hohe Auflage etwa in Stuhlhöhe setzen, Knie leicht beugen, nicht strecken, den Oberkörper mit geradem Rücken aus dem Becken nach vorn kippen. Der Fuß des senkrecht stehenden Standbeins sollte nach vorn zeigen.

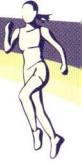

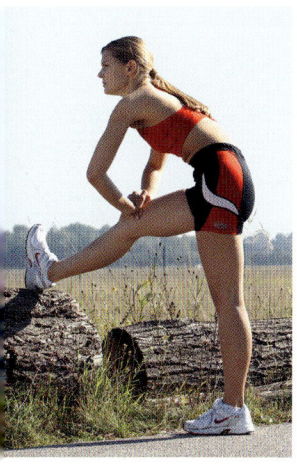

Wichtig: Wer nur einen Rundrücken macht, wird nichts spüren, und wer das Knie vollkommen streckt, wie es oft dargestellt wird, dehnt die Kniekehlen, aber nicht den Hauptteil des Muskels!

Oberschenkelvorderseite

Im Stand ein Bein anwinkeln, am Fußgelenk mit beiden Händen umfassen und zum Po ziehen, das Knie zeigt nach unten. Hohlkreuz durch Anspannen der Gesäß- und Bauchmuskeln vermeiden; eventuell mit dem Standbein leicht in die Hocke gehen. Verkürzung dieser Muskulatur führt zur Beckenkippung nach vorn und oft zu einer Entzündung des Ansatzes einer Sehne unterhalb der Kniescheibe und des darunter liegenden Knorpels im Knie.

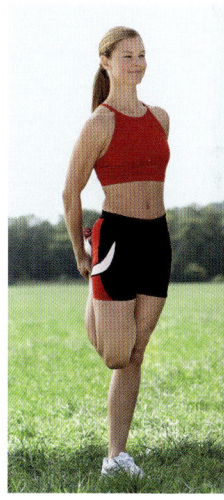

Hüftbeuger- oder Hüftlendenmuskel

Aus dem Stand in den Ausfallschritt gehen, das hintere Bein möglichst gestreckt ganz weit nach hinten schieben, dabei den Fuß nicht seitlich drehen. Das vordere Bein steht senkrecht zum Boden. Der Oberkörper ist aufrecht, nicht vorgebeugt, ohne Hohlkreuz.

Oberschenkelinnenseite, Adduktoren

Aus dem Stand auf festem Untergrund zunächst mit aufrechtem Körper in einen weiten Ausfallschritt gleiten, bis es auf den Innenseiten zieht, Hohlkreuz durch Anspannen der Rumpfmuskulatur vermeiden, nach 20 Sekunden den Oberkörper nach vorn beugen, um andere Anteile der Adduktorengruppe zu dehnen. Dabei sollten Sie sich möglichst mit den Händen auf dem Boden abstützen, um Ihren Rücken zu schonen.

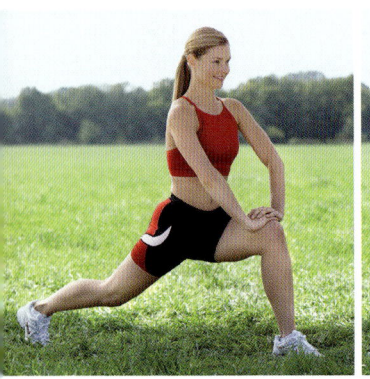
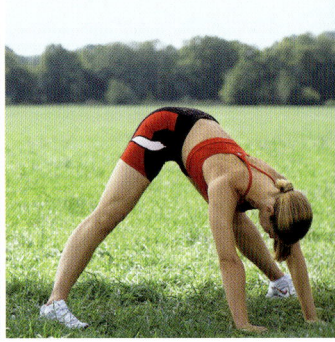

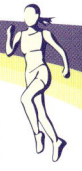

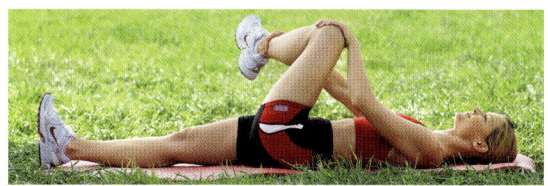

Hüft- und tiefe Gesäßmuskulatur

Ausgestreckt auf dem Rücken liegen, ein Bein anwinkeln, am Fußgelenk und Knie umgreifen und seitlich zur gegenüberliegenden Schulter ziehen. Das Knie sollte dabei im rechten Winkel und das andere Bein gestreckt bleiben, das Becken liegt flach auf dem Boden. Diese Übung dehnt vor allem auch Ihren Piriformismuskel, der verkürzt ischiasartige Beschwerden verursachen kann.

Brustmuskulatur

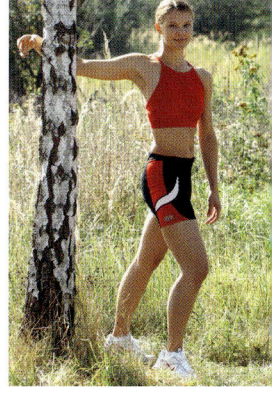

Mit beiden Beinen neben einem Baum oder Türrahmen stehen. Den Arm hinter dieses Widerlager lehnen, ohne es festzuhalten. Nun mit dem Bein derselben Seite einen Schritt nach vorn machen, Schultern und Brust vorschieben. Sie spüren bei richtiger Ausführung die verkürzten Brustmuskeln. Die Übung lässt sich durch unterschiedliche Höhen des Armanlehnens variieren. Sie dehnen damit andere Anteile dieses breiten Muskels und können so die Armhaltung beim Laufen verbessern.

Das Kräftigungsprogramm

Sie setzen beim Kräftigen lediglich Ihr Körpergewicht ein und brauchen keine Geräte. Anders als beim Dehnen müssen Sie die Übungen nicht unmittelbar nach dem Lauftraining durchführen. Eine ideale Unterlage wäre Rasen, Teppich, ein Handtuch oder eine Bodenmatte. Sie sollten sich vorher ein wenig aufwärmen und dazu beispielsweise eine Weile kräftig auf der Stelle tippeln.

So kräftigen Sie richtig

Um einen spürbaren Kraftzuwachs zu erreichen, gehen Sie vorsichtig bis an Ihre individuelle Erschöpfungsgrenze. Sie müssen sich kurzzeitig intensiver bis in den roten, anaeroben Bereich belasten. Es ist speziell für Frauen zum Training der Kraftausdauer besser, etwas weniger Intensität aufzuwenden und dafür eine höhere Wiederholungszahl anzustreben.

Die folgenden Kräftigungsübungen sollten Sie wegen ihrer höheren Belastung nur zwei- bis dreimal pro Woche durchführen, am besten an Tagen zwischen dem Lauftraining oder auch nach lockeren Läufen.

Machen Sie bei allen Übungen mehrere Wiederholungen, wechseln Sie gegebenenfalls die Seiten ab und lockern Sie dazwischen Ihre Muskulatur durch Ausschütteln oder Massieren. Halten Sie während der Übungen nicht die Luft an, sondern atmen Sie ruhig und gleichmäßig weiter.

Bei den meisten Kräftigungsübungen können Sie die Endstellung entweder halten oder dynamisch etwa im Sekundentakt wippen.

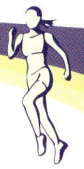

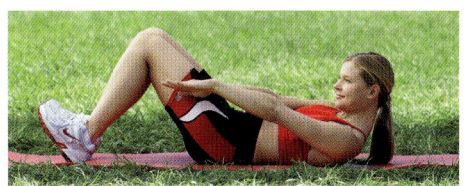

Bauchmuskulatur

In Rückenlage die Beine anwinkeln und diese entspannt lassen. Nur die Schultern von der Unterlage abheben und diese Position halten oder mit den Armen wippen nach vorn gestreckt links, zwischen und rechts neben die Beine und zurück. Die Lendenwirbelsäule soll rückenschonend flach am Boden bleiben. Sie können mit den Händen den Nacken abstützen – dabei nicht den Oberkörper am Kopf hochziehen.

Rückenmuskulatur

Aus dem Vierfüßlerstand heben Sie diagonal den linken Arm und das rechte Bein, also nicht Arm und Bein derselben Seite, in die Waagerechte. Halten Sie diese Position bis zur Ermüdung, nehmen Sie sich dann die andere Seite vor. Sie sollten dabei das Becken nicht seitlich hochdrehen. Schauen Sie bei der Übung nach unten.

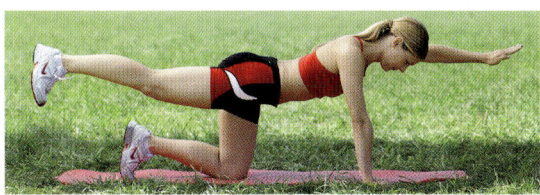

Oberkörper- und Armmuskulatur

Sie machen Liegestütze, abgestützt auf Zehen und Hände, den gestreckten Körper Richtung Unterlage absenken. Einsteiger dürfen sich mit den Knien aufstützen.

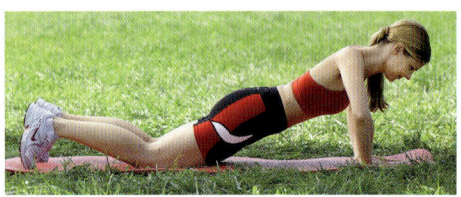

Seitliche Rumpfmuskulatur

Auf die Seite legen, den Körper strecken. Die Hüfte mit dem Unterarm vom Boden abheben und in den Seitstütz gehen (Foto unten). Sind Sie noch nicht so kräftig, dürfen Sie das obere Bein vor dem Körper aufsetzen (Foto ganz unten).

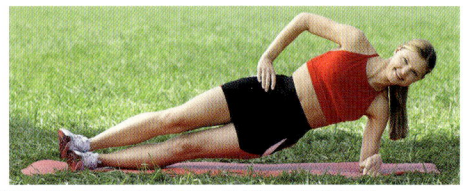

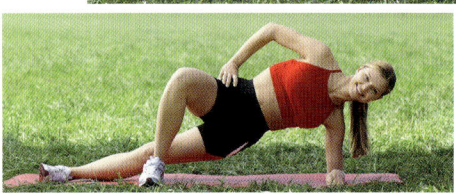

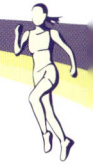

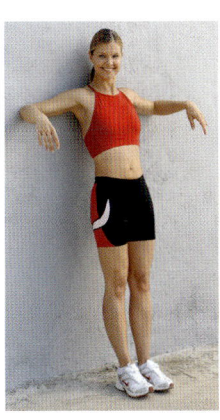

Oberer Rücken, Muskeln zwischen den Schultern

Eine Fußlänge entfernt von einer Wand aufstellen und mit den Schultern dagegenlehnen. Je weiter Sie von der Wand wegstehen, desto schwerer wird die Übung. Die Oberarme heben, bis sie einen rechten Winkel zum Oberkörper bilden. Nun den gerade gestreckten Körper dynamisch mit den Ellenbogen von der Wand abstemmen; dabei die Arme nicht absinken lassen. Diese Übung wirkt gegen einen Rundrücken und verbessert die Armhaltung beim Laufen.

Bauch-, Rücken- und rückwärtige Oberschenkelmuskeln

In Rückenlage ein Bein anwinkeln, das andere ist gestreckt. Das Becken und das gestreckte Bein in einer geraden Linie anheben. Diese Position halten oder dynamisch ausführen.

Haben Sie noch wenig Kraft bzw. noch zu viel Gewicht, winkeln Sie beide Beine an und heben das Gesäß an, bis der Oberkörper eine gerade Linie mit den Oberschenkeln bildet.

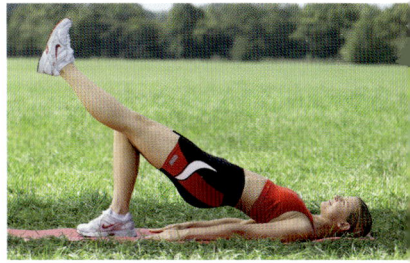

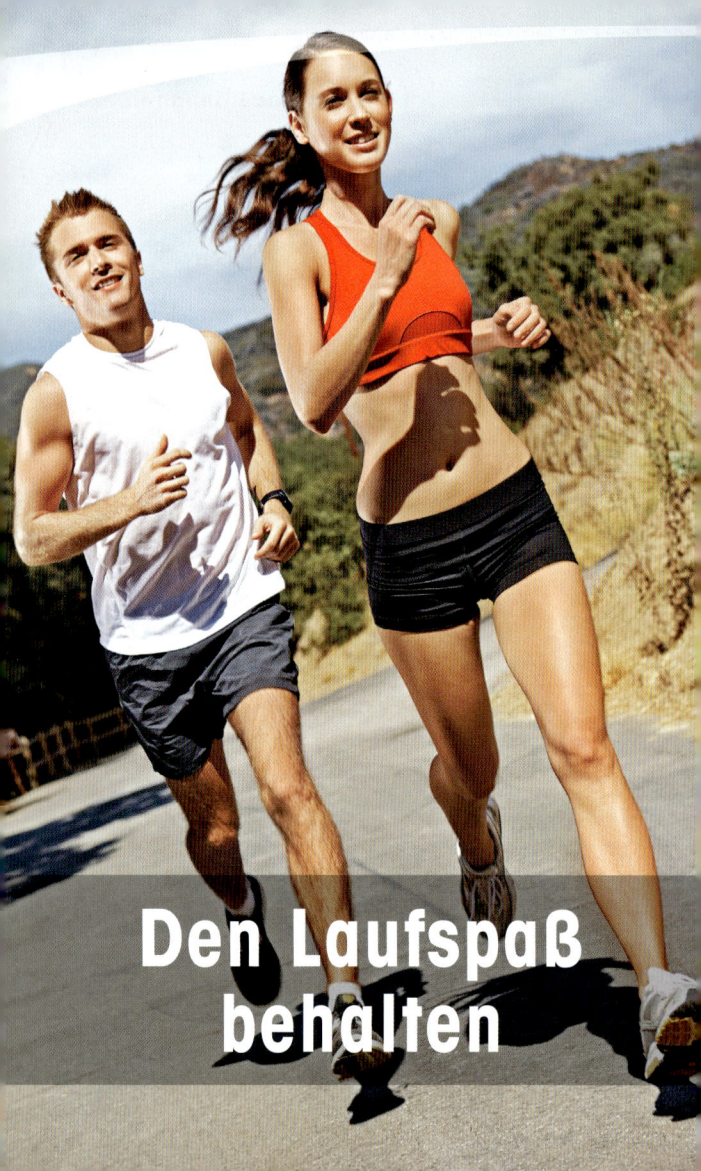

Den Laufspaß behalten

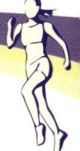

Relax and care

Trotz aller guten Vorsätze bleibt im Training vor allem bei Übergewichtigen der Bewegungsapparat die Schwachstelle unseres Körpers. Wie in der Steinzeit lernen wir an Versuch und Irrtum, wie viel die Knochen letztlich aushalten. Umso wichtiger sind die richtigen Maßnahmen zur Regeneration der beanspruchten Systeme.

Kaltes Wasser und Sauna

Wechselduschen, kaltes Abbrausen der Beine und Gehen in kaltem Wasser sind eine wirkungsvolle Maßnahme zur Steigerung der Durchblutung. Optimal ist außerdem Schwimmen in warmem Wasser eines Thermalbades. Auch Wannenbad oder Sauna wirken nach dem Training entspannend auf Körper und Seele.

Kalte Güsse nach den Saunagängen stärken ebenfalls Kreislauf, Immunsystem und die Durchblutung der gesamten Muskulatur.

Massage und Schlaf

Nach einer sportlichen Belastung ist eine Massage eine Wohltat für die verspannten Muskeln. Durch Streichen, Kneten, Walken und Reiben werden die Regeneration angeregt und Verhärtungen abgebaut.

Man erholt sich natürlich ebenfalls im Schlaf, und der sollte nicht zu kurz kommen, denn über Nacht regenerieren im Körper alle Energiesysteme, Enzyme, Botenstoffe – und die Muskeln werden repariert.

Verletzungen vermeiden

Walking ist kaum verletzungsanfällig, und selbst Laufen ist vernünftig betrieben keine Risikosportart. Zahlreiche Verletzungen resultieren aus Unvernunft und falschem Ehrgeiz. Der Körper will uns mit Schmerzen signalisieren, dass etwas schiefläuft. Leider wird oft weitergelaufen, bis es nicht mehr geht. Statt mit Schmerzmitteln die Symptome zu betäuben, wäre es natürlich besser, die Ursachen zu finden und abzustellen. Die wichtigsten Verletzungsursachen sind:

- Übergewicht, daher ist Walking zu Beginn oft besser
- Unerkannte Fuß- und Beinfehlstellungen
- Falsches Schuhwerk
- Kein Warmlaufen
- Zu hohes Trainingstempo
- Training zu rasch gesteigert
- Zu harter, schiefer oder unebener Untergrund
- Mangelnde Gymnastik
- Ernährungsfehler

Steigern Sie weder Intensität noch Umfang des Trainings zu abrupt. Lassen Sie Ihrem Körper immer Zeit, sich an ein neues Belastungsniveau zu gewöhnen. Wenn Sie jahrelang keinen Sport getrieben haben, erwarten Sie kein Wunder in

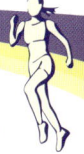

zwei Wochen! Ein dauernd überforderter Körper kann sich nicht anpassen.

Sie können durch rechtzeitiges Reagieren auf die ersten Alarmsignale des Übertrainings, wie erhöhter Ruhepuls, Verspannungen und Abgeschlagenheit oder, schlimmer, Schmerzen am Bewegungsapparat langwierige Überlastungsschäden verhindern. Reagieren Sie gleich am ersten Tag auf eine Verletzung, nicht erst nach Wochen, wenn das Problem bereits chronisch geworden und oft alles zu spät ist.

Warmlaufen und nicht hetzen

Laufen Sie sich zu Beginn des Trainings immer ein paar Minuten langsam warm, um den Stoffwechsel und die Durchblutung anzukurbeln. Die Muskulatur ist anfangs steif und bei sofortiger hoher Belastung sehr verletzungsanfällig. Die Gelenke werden geschmiert, und die Erhöhung der Körpertemperatur beschleunigt die Stoffwechselreaktionen. Die Muskeln werden leistungsfähiger.

PECH gehabt – was tun?

Sollte trotz aller Vorsicht etwas schiefgegangen sein und Sie spüren Schmerzen am Knie, an der Achillessehne, am Schienbein oder Sie haben sich den Fuß verstaucht, so haben Sie Pech gehabt. Das Wort PECH steht eigentlich für die Merkregel der Sofortmaßnahmen: »P« für Pausieren, »E« für Eisbeutel, also rasche, durchblutungsfördernde und schmerzlindernde Kühlung. »C« steht für C(K)ompression und »H« für Hochlagern zur Verhinderung und zum Abfluss einer Schwellung. Kühlen Sie die gereizte Stelle mit Eiswürfeln in einem Wasserbeutel für zehn Minuten. Legen Sie un-

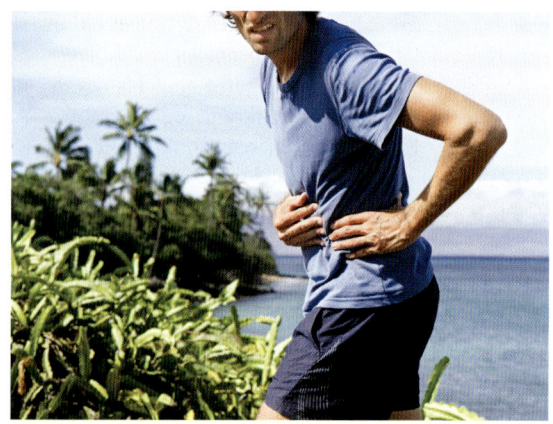

Bei Seitenstechen reduzieren Sie Ihr Lauftempo und massieren dabei die schmerzende Stelle.

ter Kältepacks immer einen feuchten Lappen, um Hautverbrennungen zu vermeiden. Oft hilft ein Fußbad in Eiswasser. Beginnen Sie damit schon beim ersten Verdacht einer Überlastung. Kühlen Sie immer nach dem Training. Vorher kann Aufwärmen mit einem Heizkissen oder Infrarot sinnvoll sein. Joggen Sie weniger und langsamer oder steigen vorübergehend auf Radfahren, Walking oder Schwimmen um. Sollte es etwas Schlimmeres sein, so erkundigen Sie sich nach einem sporterfahrenen Orthopäden.

Bei Fieber nicht laufen

Wenn die Körpertemperatur erhöht ist, muss mit dem Training pausiert werden, da sonst eine Herzschädigung durch

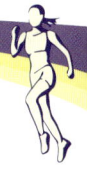

eine Herzmuskelentzündung auftreten kann. Bleiben Sie also vernünftig und laufen Sie bei Fieber nicht. Wie lange es dauert, bis Sie wieder Ihr Training aufnehmen können, hängt von der Schwere und Art Ihrer Erkrankung ab. Ihr Ruhepuls und der Körper sagen es Ihnen, wenn Sie nur in sich hineinhören. Regelmäßig Sporttreibende haben in der Regel ein gutes Körpergefühl. Haben Sie nur eine leichte Erkältung, können langsame und kürzere Läufe absolviert werden.

Seitenstechen – bremsen!

Seitenstiche treten bei Einsteigern häufig auf. Das hat verschiedene Ursachen: zu viel, falsch oder zu spät gegessen und getrunken? Sie sollten nur leicht verdauliche Nahrung vor dem Laufen essen, z. B. eine Banane eine Stunde vorher. Trinken Sie nicht zu viel auf einmal!

Sind Sie zu schnell losgelaufen? Das Blut wird ruckartig von den Eingeweiden aus der Milz, Leber und dem Darm in die Beine abgezogen. Wenn Sie zu schnell laufen und außer Atem sind, kann es zu einer vorzeitigen Ermüdung und Verkrampfung des Zwerchfells, dem stärksten Atemmuskel, kommen. Auch die Aufhängebänder des Darms im Bauchraum können durch die Erschütterungen beim Laufen gereizt sein. Laufen Sie bei Seitenstechen sofort langsamer. Außerdem hilft es, die schmerzende Stelle mit der Faust zu drücken und zu massieren.

Muskelkater bei Überforderung

Ungewohnte hohe und neuartige Belastungen, zu schnelles, zu langes oder Bergablaufen führen zu Muskelkater. Starker Muskelkater ist ein Zeichen von zu hartem Training und ungenügender Vorbereitung. Leichter Muskelkater ist dagegen eine unangenehm kribbelnde Begleiterscheinung eines natürlichen Anpassungsprozesses des Körpers an eine neue Anforderung. Er tritt oft erst ein bis zwei Tage nach dem Training auf.

Muskelkater kommt nicht von Übersäuerung, sondern in den Muskeln wurden feinste Fasern beschädigt. Diese sogenannten Mikrotraumen erfordern zum verbesserten Faseraufbau einige Tage Zeit, in denen Sie zur aktiven Erholung langsam laufen, schwimmen oder Rad fahren sollten.

Blasen und blaue Zehennägel

Durch Reibung im falschen oder neuen Schuh, an der Einlage oder an faltenwerfenden Socken kann die Haut gereizt werden. Als Reaktion bildet sich eine Flüssigkeitsansammlung darunter. Werden Gefäße verletzt, so entsteht eine Blutblase. Laufen Sie neue Schuhe und Einlagen erst mit kürzeren Läufen ein. Besorgen Sie sich elastische Synthetiksocken, die keine Falten werfen. Reiben Sie die Füße mit Vaseline ein, um die Scherkräfte zu vermindern.

Geschlossene Blasen können Sie vorsichtig mit einer ausgeglühten Nadel punktieren und ausdrücken. Lassen Sie die obere Hautschicht zum Schutz daran. Vorher sollten Sie den Hautbezirk mit Alkohol desinfizieren und nachher steril abdecken. In schweren Fällen gehen Sie zum Arzt.

Blaue Zehennägel kommen von zu engen, zu kurzen Laufschuhen, aber auch durch Anstoßen der Zehen in den Schuhen beim Bergablaufen. Bei längeren Läufen verlängert sich der Fuß durch Absinken des Längsgewölbes. Der Fuß schwillt zudem an heißen Tagen an.

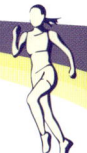

Literatur

Feil, W./Brüderlin, U./Feil, F.: **Arthrose und Gelenkschmerzen überwinden.** Forschungsgruppe Dr. Feil, 2013

Kasper, H.: **Ernährungsmedizin und Diätetik.** Urban & Fischer Verlag, München, 11. Auflage 2009

Steffny, H.: **Das große Laufbuch.** Südwest Verlag, München, aktualisierte und erweiterte Auflage 2013

Steffny, H.: **Optimales Lauftraining.** Südwest Verlag, München 2013

Steffny, H./Pramann, U./Doll, C.: **Perfektes Lauftraining – das Ernährungsprogramm.** Südwest Verlag, München, 5. Auflage 2008

Steffny, H.: **Walking, Nordic Walking.** Südwest Verlag, München, 5. Auflage 2004

Wessinghage, Th./Feil, W./Ryffel, J.: **Gesundheits-Coach.** Haug-Verlag, Stuttgart 2009

Watzl, B./Leitzmann, C.: **Bioaktive Substanzen in Lebensmitteln.** Hippokrates Verlag, Stuttgart, 3. Auflage 2005

Zimmermann, M./Schurgast, H./Burgerstein, U.: **Burgersteins Handbuch der Nährstoffe.** Haug-Verlag, Stuttgart, 11. Auflage 2007

Internet- und Bezugsadressen

Ernährungscheck nach Dr. Feil: www.dr-feil.com

Weitere stoffwechselaktivierende Rezepte: www.dr-feil.com

Walking-, Lauf-, Abnehm- und Ernährungsseminare von Herbert Steffny mit Theorie und Praxis: www.herbertsteffny.de

Frische Dinkelkeimlinge und Chilibalsam nach Dr. Feil: www.fit-food-service.com

Nahrungsergänzungen nach Dr. Feil zur Stoffwechselaktivierung und zur Kräftigung der Darmflora: www.allsani.de

Moderne Funktionsbekleidung für Sportler: www.rono-innovations.de

Anregungen zum Tagesmotto – Jahreskalender von Jörg Löhr Erfolgstraining: www.joerg-loehr.com

Register

Über dieses Buch

1. Auflage

© 2014 by Südwest Verlag, einem Unternehmen der Verlagsgruppe
Random House GmbH, 81637 München.

Die Verwertung der Texte und Bilder, auch auszugsweise, ist ohne Zustimmung des
Verlags urheberrechtswidrig und strafbar. Dies gilt auch für Vervielfältigungen, Über-
setzungen, Mikroverfilmung und für die Verarbeitung mit elektronischen Systemen.

Hinweis

Die Ratschläge/Informationen in diesem Buch sind von Autoren und Verlag sorgfäl-
tig erwogen und geprüft. Dennoch kann eine Garantie nicht übernommen werden.
Eine Haftung der Autoren bzw. des Verlags und seiner Beauftragten für Personen-,
Sach- und Vermögensschäden ist ausgeschlossen.

Bildnachweis

Rezeptbilder Südwest Verlag/Maja Smend

Weitere Fotos: Adidas: U1 (Turnschuh); Corbis: 30 (Andreas Pollok/Cultura), 38
(Fancy), 132 (Moof/Cultura); Fotolia: 57 (Luftbildfotograf); Gettyimages: 10 (Kelly
Cline/Vetta), 29 (Ashley Gill/OJO Images), 40 (Anna Bryukhanova), 50 (Technotr),
138 (Jordan Siemens/Stone), 140 (Nicolas Hansen), 151 (Joshua Hodge Photo-
graphy); Istockphoto: 24 (Alija), 114 (Maridav), 154 (Jan-Otto); Jump: 46 (Kristi-
ane Vey), 122 (Martina Sandkuehler); Plainpicture: 45 (Ableimages); Shutterstock:
U1-Maßband (Nata-Lia, Bragin Alexey), U1-Hintergrund (vadim nardin); Südwest
Verlag: 4 (Maike Jessen), 54 (Karl Newedel), 58 (Maja Smend), 142, 143, 144,
145, 147, 148, 149 (Nicolas Olonetzky)

Impressum

Redaktionsleitung Susanne Kirstein

Projektleitung Dr. Margit Roth

**Layout, DTP, Gesamtproducing,
Grafiken** Grafikdesign Hansen –
Jan-Dirk Hansen, München

Redaktion Otto Voncalino

Bildredaktion Tanja Zielezniak

Korrektorat Susanne Langer

Umschlaggestaltung * zeichenpool

Litho Artilitho snc, Lavis (Trento)

Druck und Verarbeitung
Uhl, Radolfzell

Printed in Germany

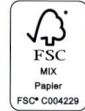

FSC
MIX
Papier
FSC® C004229

Das für dieses Buch verwendete
FSC®-zertifizierte Papier *Profisilk*
wurde produziert von Sappi Stockstadt.

Verlagsgruppe Random House
FSC® N001967

ISBN 978-3-517-08975-1